DE

L'IMITATION CONTAGIEUSE,

OU

DE LA PROPAGATION SYMPATHIQUE DES NÉVROSES ET DES MONOMANIES;

THÈSE

Présentée et soutenue à la Faculté de Médecine de Paris,
le 28 août 1833;

PAR PROSPER LUCAS;

DOCTEUR EN MÉDECINE.

Obtinet ergo in sanitate, in morbo, in societate
hominum inter se consensus.

KAAW-BOER., *Impetum faciens*, c. IX, p. 532.

La vue des angoisses d'aultrui m'angoisse maté-
riellement, et à mon sentiment souvent usurpe le
sentiment d'un tiers. Un tousseur continuel irrite
mon poulmon et mon gosier.

MONTAIGNE, *Essais*, liv. 1.

A PARIS,

DE L'IMPRIMERIE DE DIDOT LE JEUNE,
Imprimeur de la Faculté de Médecine, rue des Maçons-Sorbonne, n°. 13.

1833.

N° 297.

FACULTÉ DE MÉDECINE DE PARIS.

Professeurs.

M. ORFILA, Doyen.	MM.
Anatomie	CRUVEILHIER.
Physiologie	BÉRARD.
Chimie médicale	ORFILA.
Physique médicale	PELLETAN.
Histoire naturelle médicale	RICHARD.
Pharmacologie	DEYEUX, Examinateur.
Hygiène	DES GENETTES.
Pathologie chirurgicale	{ MARJOLIN.
Pathologie médicale	{ DUMÉRIL. ANDRAL, Président.
Pathologie et thérapeutique médicales	BROUSSAIS.
Opérations et appareils	RICHERAND, Examinateur.
Thérapeutique et matière médicale	ALIBERT, Examinateur.
Médecine légale	ADELON.
Accouchemens, maladies des femmes en couches et des enfans nouveau-nés	MOREAU.
Clinique médicale	{ FOUQUIER. BOUILLAUD. CHOMEL, Suppléant. ROSTAN.
Clinique chirurgicale	{ BOYER. JULES CLOQUET. DUPUYTREN. ROUX.
Clinique d'accouchemens	

Professeurs honoraires.

MM. DE JUSSIEU, LALLEMENT, DUBOIS.

Agrégés en exercice.

MM.	MM.
BAYLE.	HATIN.
BÉRARD (Auguste).	HOURMANN, Suppléant.
BLANDIN.	JOBERT.
BOYER (Philippe).	LAUGIER.
BRIQUET.	LESUEUR.
BRONGNIART.	MARTIN-SOLON.
BROUSSAIS (Casimir), Examinateur.	PIORRY.
COTTEREAU.	REQUIN.
DALMAS, Examinateur.	SANSON (aîné).
DUPLED.	SANSON (Alphonse).
GUÉRARD.	ROYER-COLLARD.
	TROUSSEAU.

Par délibération du 9 décembre 1798, l'École a arrêté que les opinions émises dans les dissertations qui lui seront présentées doivent être considérées comme propres à leurs auteurs, et qu'elle n'entend leur donner aucune approbation ni improbation.

A LA MÉMOIRE

DE MON PÈRE.

A MA MÈRE.

P. LUCAS.

DE

L'IMITATION CONTAGIEUSE,

OU

DE LA PROPAGATION SYMPATHIQUE DES NÉVROSES ET DES MONOMANIES.

LES phénomènes remarquables qui font l'objet de ce travail appartiennent à un ordre de causes restées long-temps mystérieuses, et de nos jours encore très-imparfaitement expliquées. Ils ont dès l'antiquité frappé l'observation des hommes les plus opposés de caractère, d'études et de génie. Les poètes les premiers en ont été saisis ; les historiens après eux ; les philosophes les ont suivis, les médecins sont venus plus tard. Ils sont ainsi tombés du domaine des faits dans celui des théories, et il suffirait presque de cette succession singulière dans les observateurs qui s'en sont occupés pour deviner la marche et les progrès qu'ils ont dû faire vers une explication rationnelle.

Les limites d'une dissertation, à défaut de la diversité et de la complexité de ces faits, m'obligeraient à ne les présenter que dans un ordre méthodique, et cet ordre n'est possible que par des divisions fondées sur leur nature.

On a distingué dans l'innervation deux systèmes : le premier, sous l'empire permanent de la volonté et présidant à l'activité animale; le second, soustrait à cet empire et présidant à l'activité organique.

L'imitation et tous ses phénomènes , quelle que soit leur nature, qu'ils appartiennent aux fonctions de la motilité, de la sensibilité ou de l'intelligence , de nos jours où la science est unanime à soumettre ces trois ordres de fonctions au système nerveux , ne peuvent être, comme elles, que des phénomènes organiques, dépendans, comme elles, des lois de ce système, et obéissant , comme elles, à ses deux ordres d'influences. Il doit donc exister, et il existe dans l'imitation ainsi que dans tous les phénomènes de la vie animale et de la vie organique, des actes que la volonté est libre de répéter ou de ne pas répéter , et des actes qu'elle n'est point libre de ne pas reproduire.

Les phénomènes imitatifs, envisagés sous ce premier rapport, présentent une première division très-simple , et réellement conforme à la nature des faits.

1°. Phénomènes d'imitation *mimique* , ou volontaire ;

2°. Phénomènes d'imitation involontaire, ou *sympathique.*

Il est un second rapport sous lequel il importe de les considérer ; il ne se rattache plus à la nature de l'imitation , mais à celle des actes imités. Ces actes appartiennent à l'état de santé ou à l'état de maladie ; ils dépendent de l'exercice irrégulier des fonctions ou de leur activité normale.

L'imitation des deux genres, *mimique* ou volontaire, involontaire ou *sympathique*, peut ainsi reproduire des phénomènes de deux ordres : les premiers, physiologiques ou naturels, les seconds, pathologiques ou morbides. Ces divisions établies, je m'empresse de les appliquer à l'exposition des faits.

IMITATION VOLONTAIRE OU MIMIQUE.

§ Ier. *Imitation volontaire des phénomènes physiologiques.*

L'instinct de l'imitation est ce penchant de l'homme à reproduire
par un acte de sa volonté, et comme par une création secondaire qui
lui appartienne, les phénomènes de toute nature qu'il remarque autour de lui ; il a été, de tout temps, observé et reconnu dans notre
espèce. Cette faculté est même si constamment active qu'on en perd
presque la trace, et que la plupart des faits imitatifs s'exécutent sans
y penser. Mais du moment que l'on y réfléchit, elle paraît occuper
une si large place dans la série des faits individuels ou sociaux, qu'au-
delà de certaines limites on ne peut plus voir en elle un accident,
mais une fonction d'espèce; c'est l'opinion que, dans leurs belles études
sur la nature morale et intellectuelle de l'homme, MM. *Gall* et *Spurzheim* en ont conçue. Ils l'ont classée parmi les facultés fondamentales,
et lui ont assigné une position déterminée dans le cerveau (1).

On peut se former une idée de l'étendue de la sphère d'activité par
l'importance du rôle qu'elle joue dans cette seule première division
des phénomènes imitatifs. Elle y est, en grande partie, la société, les
mœurs, les arts.

Les arts, où le théâtre, la musique, la sculpture et la peinture
lui appartiennent ; imitation vivante du jeu des passions, ou reproduction dramatique des émotions, des sons, des couleurs, ou des
formes.

Les mœurs, où elle crée cette uniformité d'usages, de lois et d'opinions qui constituent les caractères et les physionomies d'époque.

La société enfin, où elle renouvelle chaque jour sous nos yeux le
miracle d'une propagation pour ainsi dire contagieuse des individus

----

(1) *Gall.* Fonctions du cerveau, t. V, p. 327, 25e. fac. *Spurzheim,* 12e.

(6)

entre eux, et des générations entre elles, des progrès de sciences et
d'idées qui y ont une fois pris naissance. C'est devant de pareils résultats que l'on serait tenté de croire qu'à côté de la loi de reproduction
des êtres, conservatrice de l'espèce, il en existe une seconde de reproduction des faits, conservatrice de ses actes, et que l'imitation est
cette loi.

Dans les limites de cette première division, elle n'est point du res-
sort de la médecine. Elle ne s'y montre, en effet, que la reproduction
volontaire des phénomènes extérieurs, ou que l'expression mimique
des penchans, des affections et de l'intelligence, dans cette exaltation
encore physiologique que l'on nomme *passion*. Or, cette expression
passionnée, sous quelque forme qu'elle éclate, tant qu'elle reste volontaire et limitée à cet ordre de faits, est du domaine de l'art, ou plutôt elle est l'art lui-même, et l'on sait à quelle hauteur des hommes
de génie l'ont portée.

A ce degré, cependant, elle tient encore à l'organisation par de si
fortes racines, qu'on la voit survivre à la fois à la ruine de l'intelligence, dans l'aliénation mentale, et à l'incomplet développement des
facultés sensitives. L'exemple d'idiots et de sourds-muets l'atteste; tel
est celui de l'élève Gasteigner, que cite *Gall*, et qui, dès les premiers
jours de son entrée dans l'institution, malgré la privation de l'ouïe,
malgré celle de la parole, développa un talent prodigieux pour la mimique (1). En retrouvant cette faculté d'imitation si active chez ces
êtres inachevés, on ne s'étonne plus qu'elle ne soit point l'attribut
exclusif de notre espèce, et que plusieurs autres la possèdent. On
connaît la facilité des singes à reproduire le mécanisme des gestes, et
celle d'un grand nombre d'oiseaux à reproduire celui des sons, secret
de l'éducation parfois merveilleuse qu'ils reçoivent, et qui est même
celui de l'éducation de l'homme, comme le remarque *Cabanis* (2).

---

(1) *Gall*, ouv. cit , p. 325.
(2) *Cabanis*, Rapport du physique et du moral, t. III, §.6.

Il ne faut qu'observer un instant son enfance, et souvent sa puberté, pour se convaincre dans quelle immense proportion le nombre des idées développées ou reçues par imitation surpasse la somme des idées spontanées ou réfléchies. L'*imitation*, c'est l'exemple.

§ II. *Imitation volontaire des phénomènes pathologiques.*

Dans cette seconde division, l'imitation change d'objet sans changer de nature; c'est encore la volonté qui la met en action, elle y reste dépendante d'elle; mais au lieu de reproduire des phénomènes naturels et des sensations exaltées, elle répète, en les copiant, des sensations et des phénomènes morbides : en un mot, elle *ne joue plus les passions, mais les maladies.*

Elle peut les simuler, avec plus ou moins de succès, presque toutes; mais, en général, elle s'attache à la répétition fictive des névroses de la motilité, de la sensibilité ou de l'intelligence; celles qu'elle choisit de préférence sont la folie, la chorée, l'épilepsie ou l'hystérie : elle les reproduit par un sentiment d'art, de dérision ou d'intérêt.

L'art s'est emparé de la première, la folie; il en a transporté les mille formes, les mille symptômes, toute l'histoire, toute la pantomime sur le marbre, la toile ou la scène : elle est ainsi devenue en Angleterre un lieu commun du théâtre. Un fait curieux qu'il faut citer ici, c'est que dans les hospices d'aliénés, on voit parfois des fous s'occuper à singer les autres fous qui les entourent, et M. *Spurzheim* a emprunté à M. *Hastom* l'exemple de ce jeune idiot qui, admis à l'hôpital, acquit en très-peu de temps une habileté extrême dans l'art de contrefaire, et s'exerçait à singer les malades dans leurs accès de folie, et particulièrement ceux qui étaient renfermés, parce qu'il le pouvait faire impunément (1).

La dérision, qui a presque toujours pour acteurs les enfans, a

---

(1) *Gall*, Fonct. du cerveau.

presque toujours pour objets les boiteux, les bègues, les louches et les borgnes.

L'intérêt, quand il a pour but cette sympathie que les femmes désirent souvent inspirer, les entraîne quelquefois à la simulation de légers mouvemens convulsifs, d'*attaques de nerfs*, comme elles le disent, et l'on sait que d'ordinaire elles s'en acquittent avec bonheur ; mais quand il reconnaît la mendicité pour cause, il étale dans nos rues et sur nos places le spectacle d'accès hystériques, ou épileptiques, qui n'ont de réel que l'art parfois prodigieux qu'ils révèlent, et ce n'est point seulement l'ignorante pitié du passant qu'il peut séduire, c'est la savante observation de l'homme de l'art qu'il peut tromper. On a vu à Lyon une jeune fille de sept ans, se jouer ainsi, pendant deux ans, par la plus heureuse pantomime de l'épilepsie, de tous les médecins de la ville (1). Les annales des hôpitaux fourmillent de pareils faits ; je n'ai pas à m'y arrêter, ils sortent des limites que je me suis tracées. Mais ce que je dois dire ici, c'est que, par une loi très-remarquable, comme on le verra plus loin, cette imitation volontaire des affections nerveuses est sujette à dégénérer en imitation sympathique, et à rendre secondairement réelles des maladies originairement feintes.

IMITATION INVOLONTAIRE OU SYMPATHIQUE.

§ III. *Imitation involontaire des phénomènes physiologiques.*

L'imitation mimique et l'imitation sympathique embrassent, avons-nous dit, les phénomènes des deux ordres ; mais une immense barrière les sépare dès leur principe ; celle qui sépare les limites des deux vies organique et animale, l'influence de la volonté. La volonté commence, exécute et finit la représentation des faits, quels qu'ils soient ;

------

(1) Épilep., Dict. de méd.

Dans la première, elle y est toujours en scène et en puissance : l'instinct préside seul à la répétition des mêmes faits dans la seconde, la volonté n'y est nulle part.

Dans certaines conditions, la plupart des phénomènes, sous l'empire du système nerveux, sont soumis à cette loi de réminiscence sympathique : l'état physiologique nous en offre l'exemple dans la répétition instinctive des cris, des mouvemens et des impressions. Celle
des cris est un fait d'observation vulgaire chez l'homme et chez les
animaux. Le bêlement du mouton, le beuglement du bœuf, ont
pour écho le troupeau tout entier; les aboiemens du chien reten-
tissent dans les chiens éloignés qui les entendent, et qui résonnent,
pour ainsi dire, à la vibration des sons. Il en est ainsi dans la plupart
des races des différens cris d'espèce, et chez l'homme lui-même des
cris inarticulés. La répétition sympathique en est d'autant plus forte
et plus involontaire qu'ils partent de centres plus nombreux, et ce
que je dis ici est également vrai des troupes de chiens, de loups ou
de moutons, et des assemblées d'hommes. Nous voyons tous les jours
avec quelle puissance les cris instinctifs de l'espèce se répètent dans
les dernières, au milieu des discussions et des mouvemens de peuple;
et il est d'observation qu'ils ne sont jamais plus énergiquement reproduits que par les plus éloignés de voir et de comprendre : on a tort
de s'en étonner; s'ils étaient intelligens, ils cesseraient d'être invo-
lontaires.

L'imitation machinale des mouvemens n'est pas moins remarquable. Elle se rapporte assez souvent à une sympathie d'impression,
comme dans un club, une église, une armée, où la communauté
d'une émotion, d'un sentiment ou d'une idée, imprime à des milliers d'hommes le geste du général, du prêtre ou de l'orateur. On
voit même cette disposition dégénérer quelquefois en une répétition
maladive des mouvemens qui s'exécutent avec une fidélité mécanique.
Le fait suivant, que je traduis de *Kaaw-Boerhaave*, est trop curieux
pour ne pas le citer : «Près d'Aberdeen, dit-il, vivait un nommé
« David Mouro, vieillard d'une complexion délicate, d'une organi-

« sation grêle et sèche. Depuis la première enfance il était sujet à
« cette imitation sympathique des mouvemens qu'il voyait faire aux
« autres , sans son gré et contre son gré. Voyait-il faire un geste , il
« le répétait aussitôt de la même manière, avec une pantomime par-
« faite , de la tête, du regard , des lèvres , des mains , des pieds. Il
« se couvrait, se découvrait , comme il l'observait faire aux autres ,
« le tout avec une fidélité , une rapidité , une exactitude singulière ,
« et d'ailleurs sans aucun besoin. Lui retenait-on les mains pendant
« qu'on exécutait quelque mouvement sous ses yeux , il faisait de
« violens efforts pour se dégager et devenir libre de le reproduire :
« aussi marchait-il toujours en public les yeux baissés , et s'il était
« en société tournait-il le dos à la compagnie (1). »

Pinel cite un second exemple de cette nature automatique ; il présente le double intérêt d'appartenir à une aliénée et de s'étendre, non
plus seulement aux gestes, mais aux paroles : « Une jeune idiote, que
« j'ai eu long-temps sous les yeux , dit cet observateur profond , a le
« penchant le plus marqué et le plus irrésistible pour imiter tout ce
« qu'elle voit faire en sa présence ; elle répète automatiquement tout
« ce qu'elle entend dire, et elle imite les gestes et les actions des au-
« tres avec la plus grande fidélité , et sans s'embarrasser des conve-
« nances. » (2)

Cette imitation naît aussi du seul aspect de l'accomplissement d'une
fonction ou de la satisfaction d'un besoin naturel. Elle régit à la fois
les muscles de la vie volontaire et ceux de la vie organique. La vue
d'une personne qui mange inspire le désir de manger ; et M. *Virey*
rapporte qu'il a vu cette impression détruire l'effet d'un émétique (3).
La vue d'une personne qui urine n'en éveille pas, comme on le dit,
la pensée, mais le besoin. C'est par un même effet que, dans le tra-

(1) *Kaaw-Boerhaave, Impet. fac. Dict. de consent.*
(2) *Pinel,* Aliénation mentale ; deuxième édit., p. 99
(3) *Virey,* Dict. des Sc. méd.

vail de l'enfantement, les efforts de la femme en couches sont sympathiquement répétés, comme on l'a vu souvent, par les femmes qui l'entourent.

Mais l'imitation instinctive ne se montre nulle part plus active et plus électrique que dans la transmission des impressions, soit des impressions immédiates, c'est-à-dire de celles qui naissent de la vue même des actes, ou de la présence réelle des êtres et des objets, soit des impressions médiates qui ne proviennent plus que de leur réminiscence ou de leur fictive reproduction par l'art. Il y a des siècles que les poètes ont trouvé de la contagion dans les rires et dans les pleurs (1). La seule vue d'une scène lascive, celle du tableau qui la répète, celle du récit qui la rapporte, en réfléchit en nous les passions et les transports, et la fait, pour ainsi dire, se passer dans notre cerveau. Toutes les émotions, enfin, à un si haut degré involontaire de l'art, sous quelques formes qu'il se produise, peinture, sculpture, musique ou poésie, ont ce caractère sympathique : elles n'agissent sur nous que par une répétition intérieure et nerveuse des mouvemens, des images, des sensations, des idées qu'elles expriment et qu'elles nous communiquent.

§ IV. *Imitation involontaire des phénomènes pathologiques.*

J'arrive au côté le plus grave et le plus triste de cette question, à l'imitation sympathique des phénomènes morbides. Parmi ces phénomènes, il en est, pour ainsi dire, d'intermédiaires et comme d'incertains entre l'état de santé et l'état de maladie. Tel est le bâillement, dont tout le monde connaît la propagation contagieuse ; tels sont encore l'éternuement et le hoquet. Il est un degré, toutefois, où ils pren-

---

(1) *Ut ridentibus arrident, et à flentibus adflent*
Humani vultus.

HORAT., *Ars poet.*

tient un caractère évidemment pathologique, soit par leur persistance,
soit par des complications. Le fait suivant, qui se rapporte au dernier,
nous en offre un curieux exemple. « A la Nouvelle-France, dit *Hecquet*,
« une fille entra à l'Hôtel-Dieu pour un hoquet continuel et violent,
« dans lequel elle imitait assez bien le jappement d'un chien. Elle souffrait
« beaucoup par le mouvement continuel du diaphragme, et par une se-
« cousse forcée des intestins qui lui permettait à peine de prendre
« quelques gorgées de bouillon pour se soutenir ; il y avait dans la
« salle où on la plaça quatre autres filles affectées de diverses mala-
« dies. Trois jours après l'entrée de cette fille, en entendit les quatre
« autres hoqueter dans leur lit : elles étaient attaquées de la même
« manière, avec les mêmes symptômes. Le cinquième jour, celle qui
« était entrée avec le hoquet fut guérie ; mais les quatre autres le
« conservèrent avec des convulsions terribles, qui s'y joignaient
« toutes les demi-heures, et qui se terminaient par un état léthar-
« gique qui durait un quart d'heure. Ces accidens durèrent huit
« jours avec la même violence. Alors on prit le parti de placer cha-
« que malade dans une chambre à part, où elles ne pussent ni se
« *voir* ni *s'entendre* ; après quoi on les menaça de leur donner la
« discipline, si elles continuaient. Le remède opéra, et, dès cet ins-
« tant, elles furent délivrées du hoquet et des convulsions, qui ne
« reparurent plus (1). »

La toux est aussi très-sujette à cette imitation morbide, comme
l'avait remarqué *Montaigne*, admirable penseur qui n'est point de son
temps (2). Il en est de même du vomissement ; et c'était un fait si
connu des anciens Belges, dit M. *de Sainte-Marie*, dans sa thèse sur
cette matière, qu'ils s'invitaient à un vomissement comme on s'in-
vite à un banquet. Ils commençaient par prendre médecine, et se
réunissaient autour d'un immense réservoir, où le premier qui vo-

(1) *Hecquet*, Naturalisme des convulsions, t. II, p. 116.
(2) *Montaigne*, Essais, liv. I".

missait entraînait sympathiquement le vomissement de tous les autres (1).

Mais ce ne sont pas les seuls phénomènes maladifs soumis à cette loi. Ovide a écrit que la vue d'un homme malade des yeux rendait les yeux malades (2). Et l'illustre *Boërhaave* cite l'exemple d'un maître d'école louche, dont tous les élèves commençaient à loucher au bout d'un mois. On fut obligé de le renvoyer (3). En voici un second exemple : « Je connais, dit M. *Brachet*, un enfant de douze « ans qui a contracté l'habitude de clignoter sans discontinuer, « parce que, dans sa pension, *il est placé en face d'un élève qui est* « *sujet à ce tic désagréable* (4). »

Le fait suivant est plus étrange encore, car il paraît sortir de l'ordre des accidens nerveux : une jeune fille se promenait avec son amant ; elle est subitement prise d'une violente hémorrhagie nasale. Le jeune homme, à cette vue, est saisi d'un tremblement de tous les membres, et le sang lui jaillit des narines (5). Je ne veux pas multiplier les exemples de pareils faits ; je passe à d'autres d'un ordre plus important.

§ V. *Imitation sympathique des névroses de la motilité et de la sensibilité.*

Les phénomènes qui précèdent, bien que d'une nature morbide, appartiennent à peine à l'état pathologique ; ils constituent plutôt des accidens que des maladies ; et les troubles de l'innervation, quand

---

(1) *De Phænomenis et morbis*, etc., par M. de Sainte-Marie.
(2) « Dum spectant oculi læsos, læduntur et ipsi ;
    « Multaque corporibus transitione nocent. »
                    Ovid., *De Rem. am.*
(3) Kaaw-Boerhaave, *Imp. fac. de consensu inter homines.*
(4) *Brachet*, Convulsions des enfans.
(5) Salmuth, cent. III, obs. 56.

ils existent, y sont sans importance et sans durée. Mais nous touchons
au point où ces désordres prennent un caractère plus grave, et où
les centres nerveux eux-mêmes sont, à divers degrés, affectés dans
leurs fonctions : ce sont les lésions variées de leurs divers ordres de
fonctions que, dans les faits qui suivent, on va retrouver soumises
à la même loi de répétition sympathique.

1.º *Convulsions.* Je commence par les convulsions, en prévenant
que mon ordre d'exposition ne me permet point de placer ici celles
qui sont compliquées, dans leur cause ou dans leurs symptômes, de
désordres intellectuels. « Rien n'est plus commun dans les hôpitaux,
« dit M. *de Monteyre,* que de les voir se propager à la manière des
« contagions ; et j'ai vu plusieurs fois, surtout parmi les femmes,
« qu'un seul malade affecté de mouvemens convulsifs en donne à un
« grand nombre d'autres (1). » On dit dans le rapport des commis-
saires chargés de l'examen du magnétisme, qu'à une cérémonie de
première communion, à l'église de Saint-Roch de Paris, une jeune
fille ayant eu des convulsions, cinquante à soixante en eurent de
semblables dans l'espace d'une demi-heure. On ne put les guérir qu'en
les séparant les unes des autres (2). Un autre fait plus connu est cité
par *Kaaw-Boerhaave* : c'est celui des orphelins de l'hôpital de Harlem.
Une jeune fille, à la suite d'une vive impression de frayeur, fut saisie
de convulsions ; elles se communiquèrent aussi rapidement à tous
les autres enfans, et aux personnes mêmes qui en étaient témoins (3).
On sait par quel moyen *Boerhaave* sut réprimer cette épidémie singulière. Dans l'hôpital de Bayeux, il s'est passé un fait semblable ;
les convulsions commencèrent par un soldat, et se propagèrent à un
grand nombre. Le chirurgien *Letuat* fit d'inutiles recherches pour en

---

(1) Dict. des Sc. méd., art. *Convuls.*
(2) Rapport au roi.
(3) Kaaw-Boerhaave, *Imp. fac.*, Dict., p. 356.

connaître la cause. Il finit par la supposer, et présuma qu'elles étaient dues à un poison stupéfiant. Cependant, fait observer M. *Brachet*, ceux des soldats qui en étaient pris en cherchant à contenir leurs camarades, ne laissaient point de doute sur la communication par sympathie (1). « Madame Bouvra, raconte le même auteur, avait deux filles jumelles qu'elle avait nourries elle-même, et qui s'aimaient d'une manière remarquable. Elles étaient âgées de près de cinq ans. L'une d'elles s'opiniâtra un jour, et fut corrigée devant ses compagnes ; elle en fut si outrée, que sa colère se changea bientôt en crises de convulsions. Elle demeura trois heures dans cet état. Sa sœur, présente à son agitation, *la regardait d'un œil fixe et sec ; elle était immobile, et paraissait étrangère à tout le reste.* Enfin elle se jette dans les bras de sa mère, et s'abandonne à tous les mouvemens de convulsions les plus désordonnés ; de sorte que les deux sœurs se trouvèrent malades à la fois. L'aînée, sans connaissance, avait les yeux hagards et roulans, et la seconde conservait toute sa connaissance. Les soins furent prodigués à l'une et à l'autre. L'aînée ne commença à éprouver de soulagement qu'après trois heures. La dernière se calmait un moment, et n'était agitée que de quelques mouvemens vagues et légers. Mais *les yeux fixés sur sa sœur, elle la contemplait un instant, et retombait dans son agitation première.* Elle eut de cette manière quatre crises successives et très-rapprochées. Je la fis emporter dans une chambre voisine ; elle fut bientôt tranquille, quoique sa sœur continuât d'être agitée pendant environ une heure. Ce qui prouve que ces convulsions étaient dues à l'imitation, remarque M. *Brachet*, c'est que les convulsions se renouvelaient *chaque fois qu'elle regardait sa sœur*, et alors certainement il n'y avait plus de frayeur, il n'y avait qu'imitation, ou, si l'on veut, sympathie (2). »

---

(1) *Brachet*, Mémoire sur les causes des convulsions chez les enfans, p. 107.
(2) Même ouv., p. 104, obs. 4.

2°. *Choréomanie.* — *Chorée.* Ce serait ici l'occasion de parler des phénomènes imitatifs qui se rattachent à l'histoire de ces deux affections, si le mode, moins contagieux qu'épidémique, sous lequel ils se sont reproduits, et les complications bizarres qu'ils ont affectées, ne m'obligeaient de les comprendre dans un ordre de névroses qui ne rentrent pas dans cette division.

3°. *Hystérie.* La reproduction de l'hystérie par l'exemple n'est pas plus douteuse, bien que l'histoire ne la présente point comme douée de cette puissance vraiment épidémique de l'affection qui précède. M. *Alibert* rapporte qu'une demoiselle était en proie à un accès d'hystérie; la servante de la maison, entrant dans la chambre au moment où sa maîtresse fut atteinte de convulsions, tomba aussitôt dans le même état (1). Ce fait n'est pas le seul : une dame de distinction, de Genève, dit M. *de Sainte-Marie,* qui s'autorise de M. *Fouquet,* se rendit à Montpellier pour s'y faire traiter de cette maladie. Dans un de ses accès, sa fille, pâle et tremblante, *considérant sa mère avec trop d'attention,* fut subitement saisie des mêmes symptômes, et n'en guérit qu'au bout de deux ans (2). M. *Louyer-Villermay* enfin m'en fournit un troisième exemple : « Un jeune hystérique, « dit-il, fut entourée, au moment de son accès, par plusieurs dames : « dès le soir, deux de celles-ci furent affectées de la même maladie, « dont elles n'avaient jusqu'alors ressenti aucune atteinte (3). »

4°. *Épilepsie.* Quant à l'épilepsie, l'observation de sa tendance à se reproduire par imitation sympathique a presque la même date que celle de l'affection même. On retrouve les traces de cette conviction jusque dans les noms sous lesquels on l'a désignée. *Pline* l'appelle le *mal des comices,* parce qu'il suffisait d'un accès pour les faire

---

(1) *Alibert,* Elémens de thérapeutique.
(2) Sainte-Marie, *de Phænomenis et morbis,* etc.
(3) *Louyer-Villermay,* Dict. des Sc. méd., art. *Hystérie.*

dissoudre (1). On les retrouve encore, comme l'observe *Sauvages*,
dans la vieille et sage coutume de couvrir d'un voile, dans les tem-
ples, la tête de l'épileptique surpris par un accès (2). « C'est qu'en
« effet, dit M. *Esquirol*, la vue d'un accès d'épilepsie suffit pour
« rendre épileptique une personne bien portante ; et que penser de
« l'indifférence avec laquelle on laisse errer ces infortunés qu'on
« rencontre sur la voie publique, et qui ne manquent jamais
« d'attirer autour d'eux un grand nombre de curieux, de fem-
« mes et d'enfans (3)? » On a vu, dans cette maladie, l'imitation sympathique s'étendre, non plus seulement à la reproduction de l'accès,
mais à une répétition périodique et précise du temps où il a éclaté.
Une jeune fille de vingt-six ans voit de sa fenêtre un épileptique se
rouler dans d'horribles contorsions ; elle devient épileptique, et ses
accès la reprennent tous les jours et à la même heure (4). M. *Moreau*
de la Sarthe a consigné une observation du même genre, sur un jeune
homme, dans les Mémoires de la Société médicale d'émulation. Il
lui conseilla le coït à l'heure de l'accès : le moyen était hasardé ; il
réussit (5).

5°. *Catalepsie*. Il n'y a pas enfin jusqu'à la catalepsie, cette affection
plus mystérieuse encore, qui ne paraisse soumise à la même cause
de répétition. Je n'en trouve qu'un seul exemple : il est rapporté par
Dionis, dans sa Dissertation sur la mort subite, et extrait des Annales de la ville de Toulouse : « L'an 1415, dit-il, il arriva, dans
« l'église des Cordeliers de Toulouse, un accident digne de remar-
« que. Un religieux disant la messe, après l'élévation du calice,

---

(1) *Quintum serenum*, etc., p. 162.
(2) *Sauvages*, Nosol., clas. 4, ord. 4, 19.
(3) *Esquirol*, Dict. des Sc. méd., art. *Épilepsie*.
(4) Actes des curieux de la nature, 1760, p. 302.
(5) Mém. de la Soc. méd. d'Émul., deuxième année, p. 193-194.

« comme il faisait la génuflexion ordinaire, demeura raide et immo-
« bile, les yeux ouverts et élevés vers le ciel. Le frère qui servait la
« messe, le voyant trop long-temps en cet état, l'ayant secoué plusieurs
« fois par la chape, il n'en resta pas moins dans la même immobilité.
« Ceux qui entendaient la messe s'en étant aperçus, il se fit une
« grande rumeur dans l'église, tout le monde criait miracle ; mais
« un médecin nommé *Natalis* s'étant approché du religieux, et
« lui ayant tâté le pouls, dit qu'il n'y avait point de miracle à
« cela, et que ce n'était qu'une maladie de ce moine fort difficile à
« guérir. On l'enlève sur cela de l'autel, et on y en met un autre pour
« achever la messe, ainsi qu'il est ordonné par le rituel ; mais à
« peine a-t-il achevé l'oraison dominicale que le voilà frappé du
« même saisissement, en sorte qu'il fallut aussi l'emporter. Cepen-
« dant il fallut achever la messe ; tous les moines effrayés osaient à
« peine regarder l'autel ; enfin, on en choisit un des plus vigoureux
« pour l'achever. L'opinion des médecins fut, à l'égard du premier,
« qu'il avait été surpris dans le moment d'une maladie qu'ils appel-
« lent *catalepsie* ; et pour le second, que ce pouvait être un effet de
« sa pensée et de son imagination blessée (1). »

6°. A la suite de l'invasion ou avant le développement de ces diverses affections, on a vu se propager aussi, par imitation sympathique, des accidens nerveux qui portaient sur la voix. On en doit
à *Hecquet* un curieux exemple.

« Le célèbre M. *Nicole*, qui racontait, dit-il, cette histoire à ses
amis, connaissait la maison où elle s'était passée ; c'était une communauté très-nombreuse de filles, lesquelles se trouvaient saisies
tous les jours à la même heure d'un accès de vapeur le plus singulier,
et par sa nature, et par son universalité, car tout le couvent y tombait à la fois. On entendait un miaulement général par toute la maison, qui durait plusieurs heures, au grand scandale de la religion et

____

(1) Extrait des Annales de la ville de Toulouse, par M. G. de La Faille, ancien
capitoul de Toulouse ; imprimé à Toulouse, l'an 1687.

(19)

du voisinage, qui entendait miauler toutes ces filles. On ne trouva pas
de moyen meilleur et plus prompt ou plus efficace pour arrêter ces ima-
ginations blessées, qui faisaient miauler toutes ces filles, qu'en les frap-
pant d'une autre imagination qui les retint toutes à la fois : ce fut de
leur faire signifier, par ordre des magistrats, qu'il y aurait à la porte
du couvent une compagnie de soldats, lesquels, aux premiers bruits
qu'ils entendraient de ces miaulemens, entreraient aussitôt dans le couvent, et fouetteraient sur-le-champ celle qui aurait miaulé ; il n'en
fallut pas davantage pour faire cesser ces ridicules clameurs (1). »

Friend expose longuement un autre exemple d'une modification
non moins étrange de la voix ; et, comme la première, sympathiquement contagieuse, mais liée à des accidens graves. « L'année dernière,
(1770), dit-il, durant l'été, deux familles de Blackthorn, dans le comté
d'Oxford, furent affligées d'une maladie dont on n'avait point ouï
parler jusqu'alors. On entendait les enfans de ces deux familles aboyer
comme des chiens. Un si étrange accident surprit tout le monde ; et
M. *Willis*, très-habile médecin, pour s'assurer de la chose, alla voir
une de ces familles. Voici en propres termes ce que j'en ai appris de
lui-même :

« Dans la famille que j'allai voir, il y avait cinq filles attaquées du
mal qui faisait tant de bruit dans tout le pays. En arrivant dans le
village, j'entendis de fort loin leurs cris, et lorsque je fus entré dans
la maison où elles étaient, je remarquai qu'elles branlaient la tête
avec beaucoup de violence ; il ne paraissait aucune convulsion sur
leur visage, si ce n'est qu'elles bâillaient fort souvent ; elles avaient le
pouls bon : on s'apercevait seulement qu'à la fin de leur mal il devenait un peu plus faible. Leurs cris ne ressemblaient pas tant au
bruit que font les chiens quand ils aboient qu'à celui qu'ils font quand
ils hurlent ou quand ils se plaignent ; ils étaient aussi plus fréquens
que ne sont alors ceux des chiens. Les malades poussaient comme
autant de sanglots à chaque respiration. Elles étaient cinq sœurs à

____

(1) *Hecquet*, Réponse à la Lettre à un confesseur, p. 50.

qui ce mal avait pris, quoiqu'elles fussent d'un âge très-différent, car la plus jeune n'avait que six ans, et la plus âgée en avait environ quinze: Quelquefois elles avaient de bons intervalles pendant lesquels elles pouvaient s'entretenir, et alors elles avaient l'usage de tous leurs sens; quelquefois le mal revenait tout à coup : elles se mettaient à hurler comme auparavant, jusqu'à ce que les forces leur manquant, elles tombaient comme d'épilepsie, sur des lits qu'on leur avait étendus à terre. Pendant quelque temps elles demeuraient couchées dans un profond silence, puis les esprits venant à s'agiter de nouveau comme auparavant, elles se frappaient la poitrine et d'autres parties du corps, et *tourmentaient celles qui étaient auprès d'elles*. Je ne dis rien dont je n'aie été témoin, et sans cela je ne pourrais pas croire un chose si extraordinaire. La grande jeunesse de ces filles, le désintéressement de leurs père et mère, et leur état, ne permettent pas de soupçonner en cela aucun artifice (1). »

« Tout ceci, dit *Friend,* piqua ma curiosité. » Il se rendit en effet à Blackthorn, le 12 juin 1700; il n'y avait eu d'abord qu'une fille d'attaquée, et le premier accès lui dura deux heures; son frère et ses sœurs furent si frappés de la voir en cet état, que peu de jours après ils eurent les mêmes accidens. Dans la première famille, les filles avaient été attaquées de cette affection au commencement de l'année; elles eurent plus tard des accès d'épilepsie dans lesquels elles perdirent extérieurement l'usage de leurs sens. On s'était persuadé qu'il y avait du sortilége dans cette maladie, et les père et mère n'avaient jamais voulu consulter que des devins. Les malades de ces deux familles étaient proches parens.

Peut-être ce serait ici l'occasion de parler de ces singuliers penchans développés dans la rage, sur lesquels *Cabanis* attire l'attention, et qui portent les individus mordus par des chiens attaqués de cette maladie à prendre en quelque sorte leur instinct, marcher à quatre

---

(1) Journal de Trévoux, nov. 1701, p. 261.

pattes, aboyer et se cacher sous les bancs et sous les lits. Nous avons eu, dit-il, dans mon département, une occasion bien funeste de le vérifier. Soixante personnes avaient été mordues par un loup ou par des chiens, des vaches, des cochons qui l'avaient été eux-mêmes par ce loup enragé. Un grand nombre de ces personnes imitaient dans la violence de leur accès les cris et les attitudes de l'animal qui les avait mordues, et elles en manifestaient à plusieurs égards les inclinations (1). »

J'ai voulu textuellement rapporter les derniers faits, parce qu'ils ont eu des hommes de savoir pour témoins, et qu'ils ont besoin de semblables garanties.

Monomanies.

Nous arrivons à un ordre de faits où l'imitation sympathique s'élève par leur nature au plus haut degré d'importance. Des affections nerveuses elle passe aux facultés mentales, et ce n'est plus seulement dans la société l'état sanitaire, mais encore l'état moral qu'elle menace. Si la science a fait depuis quelques années de grands progrès sur cette matière, il faut en rapporter l'honneur à l'école phrénologique, aux savantes recherches de *Gall*, et à la division vraiment philosophique établie par *Spurzheim*, des facultés élémentaires. Quelque opinion que l'on ait de leur système, et plus spécialement de leur géographie du cerveau, il est impossible de ne pas convenir qu'ils reposent sur un nombre immense de faits puisés dans l'anatomie et la physiologie humaine comparées, et que, si la certitude n'en est point mathématique, la démonstration en est d'expérience et d'observation. Je ne saurais d'ailleurs appliquer à l'histoire de l'imitation sympathique des monomanies un ordre plus logique que celui de *Spurzheim*, dans sa distribution des facultés mentales en facultés *affectives* et facultés intellectuelles. Les

---

(1) *Cabanis*, Rapports du physique et du moral. Ces faits se passèrent dans la commune de Brives, département de la Corrèze.

premières divisées : 1° en *penchans* ; 2°. en sentimens ; les secondes :
1°. sens extérieurs ; 2°. facultés perceptives ; 3°. facultés réflectives.
J'entre dans l'exposition des faits.

§ VI. *Imitation sympathique des névroses des facultés mentales, ou des monomanies.*

1°. *Névroses des penchans. — Monomanie homicide.*

L'observation de ces phénomènes et de leur nature contagieuse
date de l'école phrénologique ; elle date de *Gall*, qui s'en est appuyé
pour prouver l'existence, chez l'homme, de la perversion d'un penchant naturel qui peut le pousser à l'homicide, et sympathiquement
s'éveiller à la vue du sang. Ce penchant peut dépendre ou d'un vice
d'organisation que l'éducation n'a point su réprimer, et qui, dans
l'intelligence, a rompu tout équilibre, ou de divers états pathologiques et de divers degrés d'aliénation mentale. L'exemple dans les deux
cas peut le développer et le répandre, soit qu'il naisse du spectacle
de la mort violente d'un homme, ou du meurtre d'un animal. « Un
« idiot, dit Gall, après avoir vu tuer un cochon, crut pouvoir
« égorger un homme, et l'égorgea (1). Un homme mélancolique
« assista, dit-il plus loin, au supplice d'un criminel. Ce spectacle lui
« causa une émotion si violente qu'il fut saisi tout à coup du désir
« le plus véhément de tuer, et, en même temps, il conservait l'ap-
« préhension la plus vive de commettre un tel crime. Il dépeignait
« son déplorable état en pleurant amèrement, et avec une confusion
« extrême. Il se frappait la tête, se tordait les mains, et criait à ses
« amis de se sauver. Il les remerciait de la résistance qu'ils lui oppo-
« saient (2). » Il semble, en lisant ces deux cas, que la contagion ne

---

(1) *Gall*, Fonctions du cerveau, t. IV, p. 99.
(2) *Id.*, p. 100.

soit que dans la vue du sang., et qu'il y ait des circonstances de maladie ou d'organisation où il se passe en l'homme quelque chose d'analogue à l'impulsion terrible qui dominait cet aliéné, sujet à des accès
de fureur de six mois, dont *Pinel* rapporte l'histoire. Si quelqu'un,
avouait-il dans ses intervalles de calme, se présentait devant lui dans
ses accès, « il éprouvait, en *croyant voir couler le sang dans les veines*
« *de cet homme, le désir irrésistible de le sucer, et de déchirer ses membres*
« *à belles dents pour rendre la succion plus facile* (1). » Mais il s'en faut
de beaucoup, par malheur, que la vue réelle du sang soit la condition
nécessaire de cette hideuse perversion d'instinct : il est des cas où il
suffit d'un spectacle qui en réveille l'idée. Cette année même, et dans
le mois d'avril, un enfant de six à huit ans étouffe son plus jeune
frère; le père et la mère rentrent, reconnaissent le crime et l'auteur,
et lui en demandent la cause. L'enfant, disent les journaux, se jette
en pleurant dans leurs bras, et répond qu'il ne l'a fait que pour imiter
le diable, qu'il avait vu étrangler Polichinelle. —Il est d'autres cas encore où l'imitation naît de la seule réminiscence du crime. Après le
double meurtre commis par Papavoine, une dame d'un rang très-
élevé, ayant eu la curiosité de visiter le lieu où l'assassinat avait été
commis, fut prise à l'instant même de monomanie homicide (2). Mais
le plus souvent il suffit de l'histoire circonstanciée du crime et de la
publicité qu'il doit aux débats judiciaires. Quelque étrange que cela
puisse paraître, écrivait le docteur *Bertrand*, il est certain que les
récits circonstanciés de l'affreux plaisir que peut causer à des êtres
malades la vue du sang de leurs semblables sont capables, par le trouble
moral qui en résulte, d'exercer une influence funeste; en un mot,
que la monomanie homicide peut ainsi devenir contagieuse par imitation. Aucun fait n'a jeté plus de lumière sur ce sujet que celui
d'Henriette Cornier. *Georget*, dans l'écrit remarquable où il a le pre-

---

(1) *Pinel*, Aliénation mentale, t. II, sect. 2, p. 369.
(2) Globe, t. IV, p. 4.

mier attiré l'attention sur les questions complexes de cette horrible affaire, en rapporte plusieurs exemples. « Jamais, dit-il, il n'est venu « à ma connaissance autant de faits de monomanie homicide que « depuis que les journaux répètent sans cesse les détails des dernières « affaires où il a été question de cette maladie, et en particulier de « celle d'Henriette Cornier. En peu de temps M. *Esquirol* a été con- « sulté pour trois cas de ce genre. Un mari a subitement été pris du « désir de tuer sa femme, quoiqu'il n'eût contre elle aucun sujet de « mécontentement. Sa raison conservait encore assez d'empire, lors- « qu'il a consulté M. *Esquirol*, pour sentir la nécessité de rester éloi- « gné de chez lui jusqu'à une parfaite guérison. — Une dame, quel- « ques jours après le jugement de l'affaire Cornier, a été tourmentée « de *l'idée* de tuer un de ses propres enfans. Cette malade est main- « tenant à Charenton. Une autre dame, également mélancolique, « depuis quelque temps est sans cesse assaillie par l'idée qu'elle doit « tuer quelqu'un; elle dit sans cesse : J'ai envie de tuer, je tuerai mon « mari, j'égorgerai l'enfant de mon fils; je suis une méchante, etc. « Elle croit quelquefois avoir commis ces actes, et craint qu'on ne « vienne la chercher pour la conduire au supplice. — M. *Serres* a « communiqué dernièrement à M. *Esquirol* l'exemple d'une femme « qui, peu après avoir entendu le récit de l'homicide commis par « H. Cornier, a éprouvé pendant quelques semaines une violente « impulsion à tuer son enfant; elle entendait une voix qui lui com- « mandait cet attentat (1). »

Ces faits ne sont pas les seuls. Dans la séance du 8 août 1826, l'Aca-démie de médecine reçut de M. *Barbier*, médecin en chef de l'hôpi-tal d'Amiens, la communication de l'observation suivante : il en cer-tifiait l'exactitude. Une femme nouvellement accouchée, ayant en-tendu parler du crime de la fille Cornier, fut prise de monomanie homicide. Elle lutta d'abord, quoique avec peine, contre le désir qui

---

(1) *Georget*, Discussion médico-légale sur la folie, p. 111.

la poursuivait ; mais craignant enfin de né pouvoir résister plus long-
temps, elle en fit l'aveu à son mari, qui se vit dans la nécessité de la
faire enfermer.

Dans la même séance, un autre membre de l'Académie rapporte
un second fait. A Gagnac, dans le Languedoc, une femme, sur le
récit du même crime, contracta aussi la monomanie homicide, et
conçut le projet de tuer un de ses enfans ; elle se munit à cet effet
d'un rasoir, qu'elle porta quelque temps caché sur elle, attendant une
occasion favorable. Mais au moment de commettre le meurtre, une
lutte violente s'établit dans son esprit, et pour s'ôter la possibilité de
céder à son affreux penchant, elle ne trouva d'autre moyen que
d'appeler du secours : on la désarma, et on fut obligé de l'enfermer (1).

Dix jours après le jugement d'H. Cornier, dit *Georget*, une veuve
Chouller étrangla sa fille, âgée de douze ans, en lui passant un bras
autour du cou (2).

Mais de tous ces faits, le plus effrayant et le plus décisif peut-être
est le suivant : il est consigné dans une lettre adressée à la Gazette des
tribunaux. Un habitant de la province vient se fixer à Paris, et amène
avec lui une jeune fille de vingt-deux ans, qui aimait passionnément
l'aîné de ses enfans. Elle se porte bien six mois, et ne donne aucun
symptôme de folie. Le septième mois, sa santé se dérange ; elle devient
pâle, perd l'appétit, a de violens maux de tête et des attaques nerveuses. Son maître la surprend en pleurs, la presse de questions
qu'elle cherche à éluder, et obtient enfin d'elle l'épouvantable aveu
qu'elle lui fait en ces termes : « Je lavais ma vaisselle, votre fils était
« à côté de moi. Il me vint la pensée de lui couper la tête. J'essuyai
« mon hacheret et le lui posai sur le cou ; il s'enfuit épouvanté ; mais
« je le rappelai en lui disant de n'avoir pas peur : je lui pris de nou-

---

(1) Globe, t. IV.
(2) Constitutionnel du 4 juillet 1826.

« veau la tête, et lui posai encore le couteau sur le cou. J'allais.....
« Il pleura ; ses pleurs me rendirent la raison, et je jetai loin de moi
« mon hacheret en songeant à la fille Cornier. Depuis cette époque,
« j'ai eu cent fois le désir d'achever ce que j'avais commencé. » Cette
fille avait du reste les facultés intellectuelles intactes en tout ce qui
regardait le service. On espéra qu'en l'éloignant de l'objet qui avait
excité chez elle cet odieux penchant, sa raison redeviendrait parfaite. Elle fut renvoyée en province, et entra au service d'une dame :
peu de jours après on lui surprit l'aveu qu'elle avait le désir de trancher
la tête à l'enfant le plus jeune de sa maîtresse, sans cependant que ce
désir dégénérât, dit-elle, en *une passion violente*. Cette double épreuve
suffit, dit l'auteur de la lettre, et elle est maintenant dans une maison
de santé (1). Il est évident pour moi, observe le docteur *Bertrand*,
que cette fille méconnaissait, comme il arrive souvent en pareil cas,
l'origine de sa folie. Elle ne voyait pas que l'idée qui la poursuivait
n'était que le résultat d'une maladie mentale contractée par contagion
d'imitation. Elle croyait que l'exemple d'H. Cornier avait été salutaire
pour elle, en l'arrêtant dans l'exécution, tandis qu'il était au contraire
la cause de son affreux penchant (2).

Je ne puis terminer cet article sans rappeler que les rapports que
Gall (3) dit exister entre le penchant au meurtre et le penchant à l'incendie, se rencontrent aussi parfois dans leur mode de s'éveiller et de
s'étendre par l'exemple. Le fait qu'il extrait du numéro 46 de la Gazette nationale allemande (1802), est de nature à le prouver. Une
femme, nommée Marie Franck, âgée de cinquante-deux ans, fut
décapitée à Schwaßmemchen pour avoir mis le feu, dans l'espace de
cinq ans, à douze maisons du bourg qu'elle habitait. Elle était de facultés extrêmement bornées ; et depuis quelque temps adonnée à l'u-

---

(1) Gazette des tribunaux, 24 juin 1826.
(2) Globe, t. IV.
(3) *Gall*, Fonctions du cerveau, t. IV, p. 157-159.

sage de l'eau-de-vie. Il éclata dans son bourg un incendie auquel elle
n'avait eu aucune part. « Depuis qu'elle avait vu cet effrayant spectacle, dit la Gazette nationale, il naquit en elle le désir de mettre le
feu aux maisons (1), et ce désir dégénérait en un penchant irrésistible toutes les fois qu'elle avait bu pour deux ou trois sous d'eau-de-
vie. Elle ne savait donner d'autre raison, ni indiquer d'autre motif d'a-
voir mis jusqu'à douze fois le feu à des maisons, que ce penchant qui
l'y poussait. » Des faits d'une nature alarmante semblent indiquer que
cette bizarre manie peut se propager même d'une manière épidémique par l'imitation. En Angleterre on n'en doute plus. En France
même, ces immenses et mystérieux incendies qui dans l'année 1830
ont désolé nos provinces, ne semblent pas étrangers à cet ordre de
causes, bien qu'il soit évident qu'ils en reconnaissent plusieurs. Il est
alors arrivé ce qui arrive toujours dans les convulsions politiques, où
des malheurs imprévus se propagent avant qu'on ne les ait expliqués.
Les partis s'en rejettent le crime, innocens qu'ils en sont tous le plus
souvent, sinon toujours. On ne sait à quoi attribuer ces fléaux,
écrivait-on à la Gazette des tribunaux ; les uns désignent un parti, les
autres en désignent un autre : on n'y connaît rien. (2). Les enquêtes
de la justice n'ont point depuis dissipé ces ténèbres : on n'y a vu tour
à tour que de l'imprudence ou que du crime : il est probable qu'il y
avait à la fois du crime et de l'imprudence, mais surtout de l'imitation ; un témoin oculaire en écrivait en ces termes au journal que j'ai
cité : « L'horrible fléau de ces contrées rend fort naturelle la crainte générale de sa propagation ; mais la disposition même des esprits et leur
agitation réelle, en multipliant cette crainte au-delà de toute mesure,
grossit le mal et *l'entretient par cela seul qu'elle répand et fait germer de*

---

(1) Le nommé Jacques Mounin, épileptique, coupable de trois meurtres en
quelques heures, enfermé comme aliéné, disait que dans son accès de frénésie
il voyait partout des flammes, et que le sang flattait sa vue.
(2) Gazette des tribunaux, 23 mai 1830.

funestes pensées (1). » Il ne faut pas d'autres conditions pour en expliquer les progrès ; la terreur est peut-être celle qui donne le plus de force à la contagion. C'est ainsi, disait le docteur *Bertrand*, que les récits que l'on faisait de toutes parts, à la fin du seizième siècle, des hideuses saturnales du sabbat, confirmées par la vue des bûchers où l'on brûlait les insensés *atteints* et *convaincus* du crime d'y avoir assisté, multipliaient d'une manière effrayante la démonomanie. On a cessé de voir des sorciers quand on a cessé de les brûler et d'en parler (2).

2°. *Névroses de sentimens. — Monomanie suicide.*

Il n'y a pas seulement un état de désordre des facultés mentales qui pousse l'homme à la destruction de son semblable, à l'homicide, il est un autre état d'aliénation qui tourne ce penchant de destruction contre soi-même, et le précipite à sortir par une fin violente de cette vie. Étrange passion déjà que celle du suicide ! Eh bien ! le croirait-on ? elle est contagieuse, elle est même épidémique, elle est une des plus esclaves de la loi d'imitation. Les exemples en fourmillent ; il en est qui remontent à la plus haute antiquité. Tel est celui rapporté par Plutarque (3) des jeunes femmes et des filles de Milet. La guerre tenait les hommes éloignés : elles se pendaient à l'envi les unes des autres, et se donnaient la mort jusque dans les bras de leurs gardes. Les magistrats n'arrêtèrent cette épidémie qu'en ordonnant que toutes celles qui se seraient pendues fussent exposées en public nues et la corde au cou. Il paraît qu'en Égypte, sous le règne de Ptolémée, il en éclata une semblable, à la suite des prédications

---

(1) Gazette des tribunaux, 9 juin 1830.
(2) Globe littéraire, t. III, p. 421.
(3) Plutarque, Traité des vertus des femmes.

du philosophe stoïcien *Hégésias*. *Primerose* (1), *Spon* (2), *Bonnet* (3), parlent d'un transport de même nature qui saisissait les femmes de Lyon et les portait à se noyer. Ils n'en révèlent pas la cause. Il en fut de même autrefois à Marseille, dont un ancien historien rapporte, dit M. *Esquirol*, que les jeunes filles se tuaient à cause de l'inconstance de leurs amans. La contagion du suicide a eu souvent des motifs plus graves. Il faut citer surtout les motifs politiques. Après l'invasion espagnole, les Péruviens et les Mexicains se tuèrent en si grand nombre, qu'au récit des historiens, il en périt plus par leurs propres mains que par le fer de l'ennemi (4). « Dans les guerres du Milanais, ce peuple impatient, dit Montaigne, de tant de changemens de fortune, prit telle résolution à la mort, que j'ai ouï dire à mon père qu'il y vist tenir compte de bien vingt-cinq maistres de maison qui s'étoient bien défaits eux-mêmes en une semaine (5). » Dans le mois de juin de l'année 1697, on observa (6) un grand nombre de suicides à Mansfeld. Il en fut de même à Rouen, l'été de 1806; à Stuttgard, l'été de 1811. Dans le petit village de Saint-Pierre Montjau, dans le Valais, M. *Desloges*, médecin à Saint-Maurice, observa, en 1813, une épidémie semblable. Une femme s'était pendue. L'exemple prit sur les autres femmes un empire contagieux. Les exhortations religieuses du curé le comprimèrent (7).

« Cette apparition épidémique du suicide est, dit M. *Esquirol*, un phénomène bien singulier : dépend-elle d'une disposition cachée de l'atmosphère, de l'imitation qui le propage, de circonstances po-

---

(1) *Primerose*, Maladies des femmes.
(2) *Spon*, Histoire et antiquités de la ville de Lyon.
(3) *Bonnet*, Med. sep., p. 528.
(4) *Esquirol*, Dict. des Sc. méd., art. *Suicide*.
(5) Montaigne, Essais.
(6) *Sydenham*, OEuvres complètes, t. II.
(7) Gazette de santé, 21 mai 1815.

litiques qui bouleversent un pays , ou de quelque idée dominante favorable au suicide ? Il est certain que cette apparition subite et pas-
sagère , mais en quelque sorte épidémique , appartient à des causes
différentes (1), sans doute ; mais il importe de distinguer entre elles
les causes prédisposantes et les causes déterminantes. Dans la monomanie suicide , en effet, il est évident qu'il existe des prédispositions ou conditions générales qui varient. Ces prédispositions peuvent
tenir à l'influence de causes de température, de saison , de menstrua-
tion , de grossesse, de constitution , de malheurs politiques , de
souffrances de cœur, d'état maladif, enfin des diverses facultés mentales. Dans le suicide épidémique , nul doute que ces causes n'agissent encore , distinctes ou réunies , en tant qu'elles établissent une
propension à se détruire. Mais la cause *déterminante* est presque constamment alors dans l'imitation ; c'est toujours à la suite d'un premier exemple que ces élémens complexes entrent en fermentation ,
et que l'épidémie éclate.

Les mêmes observations s'appliquent au suicide héréditaire. « Chose
étonnante et terrible tout à la fois ! s'écrie M. *Falret*, la mélancolie
suicide est peut-être l'espèce de folie la plus susceptible d'être trans-
mise aux descendans. » Il existe , en effet , des conditions prédisposantes d'organisation qui la transmettent, comme les scrophules et la
phthisie ; mais , dans presque tous les cas , la cause *déterminante* paraît encore être *l'imitation*. Il y a toujours eu dans la famille, comme
dans l'épidémie, un exemple antérieur plus ou moins prochain qui
décide. « J'ai vu à la Salpêtrière, dit M. *Falret*, une fille qui a
« fait trois tentatives pour se noyer. Sa sœur s'était noyée quelques
« années auparavant (2). » Le fait suivant est de même nature. « Un
individu s'était suicidé dans une maison de Paris. Son frère, qui vient
assister à ses funérailles , s'écrie en voyant le cadavre : Quelle fatalité !

---

(1) *Esquirol*, Dict. des scienc. méd., art. *Suicide*.
(2) *Falret*, de l'Hypochondrie et du Suicide, p. 6.

mon père et mon oncle se sont tués, mon frère les imite; et moi-
même j'ai eu vingt fois la pensée de me jeter dans la *Seine pendant
mon voyage* (1). » Il en est de même de l'exemple des deux jumeaux
rapporté par *Rush* (2), qui achèvent à peu de jours d'intervalle, par une
mort volontaire, la plus étrange similitude de traits, de passions,
d'événemens, de fortune, qui avait fait de leur double existence une
seule vie. Ce n'est pas que je veuille soutenir que la mélancolie suicide
ne puisse attaquer dans le même temps, par disposition congéniale,
plusieurs membres de la même famille; je veux seulement établir
que, dans la presque unanimité des cas, cette disposition ne dégé-
nère en suicide que par l'exemple. On arrive à trouver ainsi moins
surprenante cette extinction presque entière de quelques familles par
ce genre de mort. Dans la famille de M. N***, dit *Gall*, l'aïeul, le
grand-père et le père se sont suicidés. « Dans une autre famille, la
grand'mère, les sœurs, la mère, ont mis elles-mêmes fin à leurs
jours. La fille de la dernière a été sur le point de se précipiter par la
croisée; le fils s'est pendu (3). Une troisième famille, composée de
sept frères, vivant au milieu de toutes les conditions de bonheur in-
térieur, de considération et de fortune, a vu tous ses membres se
suicider dans l'espace de trente à quarante ans (4) ».

L'imitation, dans le suicide, affecte, en général, la plus bizarre
fidélité dans la reproduction de l'acte qu'elle copie. Cette fidélité ne
s'étend pas seulement au choix des mêmes moyens, mais souvent
au choix du même lieu, du même âge, et à la plus minutieuse représentation de cette scène de démence. Un homme d'une pro-
fession sérieuse, d'un âge mûr, d'une conduite régulière, n'ayant
point de passions, étant au-dessus de l'indigence, se tua, dit Vol-

---

(1) *Falret*, de l'Hypochondrie et du Suicide.
(2) *Rush*, de l'Aliénation.
(3) *Gall*, Fonctions du cerveau, t. IV, p. 346.
(4) *Idem*.

taire, le 17 octobre 1769, et laissa au conseil de la ville où il était né, l'apologie, par écrit, de sa mort volontaire. *Son père et son frère s'étaient tués chacun au même âge que lui* (1).—Voici deux faits plus curieux. Sous l'empire, un soldat se tue dans une guérite ; plusieurs autres font élection de la même guérite pour se tuer. *On brûle la guérite, et l'imitation cesse.* — Sous le gouverneur Serrurier, un invalide se pend à une porte ; dans l'espace d'une quinzaine de jours, douze invalides se pendent à la même porte ; par le conseil de *Sabatier*, le gouvernement la fait murer ; la porte disparue, personne ne se pend plus. Des faits de même nature se sont depuis renouvelés à la colonne Vendôme et à l'église Notre-Dame de Paris.

Mais ce qui surpasse toute croyance, c'est qu'on a vu des illuminés s'associer pour s'encourager à cette déplorable manie ; il a existé à Berlin un club du suicide ; il était composé de six personnes, qui cherchaient par tous les moyens à se faire des prosélytes : trois se tuèrent d'abord conformément aux statuts de la société, et successivement les autres les imitèrent. Un club du même genre a existé à Paris ; on y comptait douze personnes ; le réglement portait qu'on élirait tous les ans celui des membres qui se donnerait la mort.

Je m'arrête dans l'énumération de ces effrayantes conséquences de l'imitation maladive, pour la suivre dans l'histoire de phénomènes d'un autre ordre où elle ne joue pas un rôle ni moins important ni moins bizarre.

§ VII. *Imitation sympathique des névroses complexes.*

Plusieurs des névroses qui précèdent se représentent dans cette division : elles s'y reproduisent encore sous l'influence de l'imitation sympathique ; mais elles s'y montrent compliquées des désordres simultanés de la sensibilité, de la motilité, des facultés affectives, per-

---

(1) Voltaire, Dict. phil., t. II, art. *Caton* et *Suicide.*

ceptives et réflectives : ce sont, pour la plupart, des accidens variés d'hystérie, d'épilepsie ou de catalepsie ; l'état convulsif y domine ; mais il y apparaît presque partout lié à cet état bizarre d'insensibilité qui forme un des mille attributs du phénomène complexe que l'on appelle *extase*.

Quelle est la cause de l'extase ? est-elle unique, ainsi que son mode de propagation ? Ce sont d'immenses questions ; je n'ai pas à les résoudre. Une conviction profonde me fait cependant un devoir de déclarer que la théorie qu'en ont successivement présentée les docteurs *Montègre* (1) et *Bertrand* (2) ne me paraît applicable qu'à une série de faits ; et que la cause n'en est point, comme ils l'ont soutenu, exclusivement morale dans son principe. Si l'on ne peut nier que cette cause morale n'existe comme origine d'un grand nombre de faits, il en est un grand nombre d'autres qui, dans mon opinion, naissent d'une action matérielle et de lois physiques que l'on ne connaît pas. Une observation pratique et des expériences personnelles me l'attestent ; mais la seule chose qui m'intéresse ici, c'est que ces phénomènes si complexes, quelles que soient leurs causes, se reproduisent par l'imitation ; non que ce soit encore leur seul mode de propagation, ils en ont d'autres, mais parce que c'est le seul qui se lie à ce travail.

Je commence par l'observation de deux vastes épidémies où l'imitation sympathique présente la plus étrange couleur et la force la plus bizarre de propagation contagieuse, la choréomanie et la chorée de nos jours. Tout est obscur en elles, causes, siége, nature. Plusieurs auteurs en ont confondu les symptômes. M. le professeur *Bouillaud* en avait proposé cette division : « La dansomanie ou choréomanie, dit-il, est une véritable vésanie qui diffère de la chorée proprement dite : 1°. en ce qu'elle suppose nécessairement une lésion morale qui

---

(1) Dict. des Sc. méd., art. *Enthousiasme* et *Convulsions*.
(2) *Bertrand*, de l'Extase.

ne fait pas partie essentielle de la chorée ; 2°. en ce que cette exaltation d'un penchant naturel coïncide avec la possibilité d'exécuter les
mouvemens qui s'y rattachent, tandis que la chorée suppose un
désordre involontaire des mouvemens des membres incompatible
avec la danse régulière (1). » Cette distinction précise est en partie
confirmée par les faits ; mais ce reproche que M. *Bouillaud* adresse
aux auteurs qui, les premiers, ont écrit sur la chorée, à *Plater,
Hortius, Sennert, Tulpius, Baira,* de ne l'avoir envisagée que comme
une choréomanie, ne paraît pas avoir le même caractère de justesse.
Il ne l'aurait qu'à l'égard de *Sauvages* et de *Cuther,* qui l'ont étudiée.
Les récentes et savantes recherches du docteur *Hecker* de Berlin (2)
ont jeté sur cette question la plus vive lumière, et établi en effet que
la chorée se range dans cette classe de maladies qui, comme la syphilis, ont des caractères d'époque qui s'en vont avec le temps,
moins encore par la durée que par les changemens qu'il entraîne
dans la nature et l'ordre entier des causes d'où elles étaient nées. Il
semble, d'après ces recherches, que les deux affections que définit
M. *Bouillaud* ne soient que deux degrés. Or, si l'on veut que ce soient
deux époques d'une même maladie, dont la dansomanie soit la première, c'est, en effet, sous cette forme qui, suivant les pays, se nuançait
en deux modes moins distincts que leurs noms, *danse de Saint-Weith* et
tarentisme, qu'elle a fait son apparition dans l'Allemagne et l'Italie du
moyen âge au quatorzième siècle, où elle se produisit épidémique-
ment. Je puise les détails suivans sur cette étrange épidémie dans le
compte rendu de l'ouvrage de M. *Hecker,* par la Gazette médicale de
Paris. Cette analyse est tout à la fois si large et si concise que je re-
grette de n'en pouvoir reproduire que des parcelles : l'article entier
serait à transcrire (3). Je me garderai toutefois d'en altérer la couleur.

---

(1) *Bouillaud,* Dict. de méd. et de chir. prat.
(2) *Hecker Chorée,* maladie épidémique du moyen âge.
(3) Gazette méd., t. I, 3 janvier 1833.

Ceux qui voient aujourd'hui des cas de danse de Saint-Guy ne se doutent guère de ce qu'était cette maladie dans le moyen âge. Elle parut en Allemagne vers 1374, lorsqu'à peine avaient cessé les dernières atteintes de la peste noire. Il ne faut pas croire qu'elle n'attaqua que quelques individus. Des bandes d'hommes et de femmes, réunis par un égarement commun, se répandaient dans les rues et les églises, où ils donnaient un spectacle bien singulier au peuple. Ils formaient des cercles, où, se tenant par la main, et en apparence hors d'eux-mêmes, ils dansaient avec fureur, sans honte, devant les assistans, jusqu'à ce qu'ils tombassent épuisés. Alors, ils se plaignaient d'une grande angoisse, et ne cessaient de gémir que lorsqu'on leur serrait fortement le ventre avec des linges. Ils revenaient à eux et restaient tranquilles jusqu'à un nouvel accès. Cette constriction de l'abdomen avait pour but de prévenir la tympanite qui se développait après ces terribles convulsions. On obtenait aussi parfois le même résultat à l'aide de coups de pieds et de coups de poings. D'autres malades se serraient dès avant l'accès pour empêcher la tympanite. Pendant la danse convulsive, ils ne voyaient pas, n'entendaient pas ; les uns avaient des apparitions de démons, les autres apercevaient des anges et l'empyrée. Quand la maladie était complétement développée, elle commençait souvent par des convulsions épileptiques. Les malades tombaient sans connaissance et écumans, puis ils se relevaient et recommençaient leur danse forcenée.

La dansomanie affecta un second mode en Italie, où, sous le nom de *tarentisme*, elle se propagea dans la Pouille, vers la fin du quatorzième siècle. On lui donnait pour cause la morsure, aujourd'hui reconnue innocente, de la tarentule ; elle présentait ces singuliers symptômes :

Les personnes qui avaient été ou qui se croyaient mordues par la tarentule tombaient dans la tristesse, et saisies de stupeur, elles n'étaient plus en possession de leur intelligence ; la flûte ou la guitare pouvaient seules les secourir. Alors elles s'éveillaient comme d'un enchantement ; leurs yeux s'ouvraient, et leurs mouvemens, qui sui-

vaient d'abord lentement la musique ; s'animaient bientôt, et devenaient une danse passionnée. C'était une chose fâcheuse que d'inter-
rompre la musique ; les malades retombaient dans leur stupeur ; il
fallait la continuer jusqu'à ce qu'ils fussent complètement épuisés de
fatigue.

Sous ces deux nuances à peine saisissables, la choréomanie était
contagieuse ; son vertige sympathique s'étendait à des masses entières.
Dans la danse de Saint-Weith, il se formait des bandes de plusieurs
centaines, quelquefois de plusieurs milliers de convulsionnaires qui
allaient de ville en ville, étalant le singulier spectacle de leur danse
désordonnée. Leur apparition répandait le mal, qui se propageait
ainsi de proche en proche, et excitait, dans les villes où il était nouveau, des scènes déplorables. La contagion était jusque dans les sons
bruyans de la musique qui les accompagnait, et qui provoquait l'explosion de la maladie chez des spectateurs, et, chose bizarre ! la
couleur rouge avait la propriété d'irriter et d'augmenter la violence
de leurs accès.

Dans le tarentisme, l'épidémie se propageait de même, et l'on
voyait souvent des spectateurs de ces scènes étranges, que n'avait pas
mordus la tarentule, être saisis du même vertige. Contrairement à
ce qu'on avait observé en Allemagne, la couleur rouge était en grande
faveur auprès des Italiens ; quelques-uns cependant préféraient le jaune
ou le vert. Un phénomène qui n'était pas moins remarquable, c'é-
tait leur désir de la mer. Ils demandaient qu'on les portât sur ses ri-
vages, ou au moins qu'on les entourât des images de l'eau ; grande op-
position avec cette autre terrible maladie nerveuse, la rage. Cette passion
pour la mer allait si loin chez eux, qu'ils s'y précipitaient. Cette double forme de la chorée s'est prolongée long-temps, la seconde plus que
la première, et elles sont devenues l'une et l'autre, de nos jours, des
maladies sporadiques qui n'ont presque plus rien de leurs formes an-
ciennes. Il paraît toutefois qu'aux îles de Shetland il règne, depuis
cent ans, une affection analogue à la danse de Saint-Weith, que l'imitation sympathique a produite, et qu'elle propage ; et qu'en Abyssi-

nie, dans la province de Tigré, une autre maladie, que l'on nomme *tigretier*, présente les danses forcenées du tarentisme, le même besoin maladif, et le même empire calmant de la musique, qui y est aussi le seul remède du mal.

L'histoire de l'antiquité ne renferme pas d'exemple que je sache de ce genre d'épidémie nerveuse. Peut-être cependant y pourrait-on rattacher le fait curieux que cite Lucien, des Abdéritains courant, comme des aliénés, dans les rues, et récitant les vers d'Andromède et de Persée, tragédie d'Euripide, qu'ils venaient d'entendre en plein air, à l'ardeur d'un brûlant soleil : singulier accès qui ne se dissipa qu'à la nuit, et dont *Sauvages* a fait une fièvre (1). Mais si l'on y rencontre un rapport de symptômes, il n'en existe pas de causes. M. *Hecker* n'attribue celles des deux vastes épidémies dont il nous a décrit les transformations qu'à des conditions nées des préoccupations religieuses de ces temps, mais surtout des misères et des souffrances profondes des peuples.

Une partie de ces causes, une foi générale au monde surnaturel, ne fut pas moins active dans la célèbre épidémie dite des *nonnains*, vers le quinzième siècle, et qui s'étendit à presque tous les couvens de femmes d'Allemagne et de Hollande. Je n'en citerai que peu d'exemples. Je les extrais de *Simon Goulard*; il ne faut pas oublier que c'est un esprit superstitieux qui les raconte, et qui doit les juger avec les idées de son temps.

Après avoir énuméré les tourmens que les diables firent à quelques nonnes enfermées à Ivertet, dans le comté de Horn, il passe à l'histoire des persécutions de celles de Brigitte, dans leur couvent près de Xante : « Elles tressaillaient, dit-il, et beslaient comme brebis, ou faisaient des cris horribles. Quelquefois elles étaient poussées hors de leur chaire au temple. Cette étrange calamité dura l'espace de dix ans. Et disait-on qu'une jeune nonnain qui, sur le conseil du diable, s'é-

---

(1) *Sauvages*, Nosolog., classe VII. — Synoch, tragédie.

tait enfermée au couvent en était cause. Elle y devint comme furieuse, et montra à chacun des horribles et étranges spectacles. Le mal se glissa comme une peste en plusieurs autres nonnains (1). »

Il raconte ensuite en ces termes « les convulsions monstrueuses et « innombrables survenues aux nonains du couvent de Kentorp, en « la côte de la Marche, près Hancône. — Un peu devant leur accès, « elles poussaient de la bouche une puante haleine, qui continuait « parfois quelques heures. En leur mal, aucune ne laissait d'avoir « l'entendement sain, d'ouïr et de reconnaître ceux qui étaient autour « d'elles, encore qu'à cause des convulsions de la langue et de la res-« piration, elles ne pussent parler durant l'accès, où étaient les unes « plus tourmentées que les autres ; mais *ceci leur était commun : que,* « *aussitôt que l'une était tourmentée, au seul bruit, les autres séparées* « *en diverses chambres étaient tourmentées aussi.* » Sur la parole d'un « devin, elles se crurent empoisonnées par leur cuisinière. « Le dia-« ble, ajoute l'auteur, les induisit à s'entre-mordre, entre-battre, et « jeter par terre les unes les autres, ce qu'elles faisaient sans aucun « mal et aussi facilement que si elles eussent jeté des plumes ; telle-« ment qu'elles s'aperçurent bien que leur volonté n'était en leur « puissance. Quand on les empêchait de frapper, ou autres violen-« ces, elles se tourmentaient grièvement, et sitôt qu'on les laissait « faire, elles s'entre-mordaient, sans toutefois sentir leurs blessu-« res (2). »

D'après l'auteur lui-même, quelques-unes de ces femmes auraient eu plus tard des attaques d'épilepsie et même d'aliénation mentale. Les mêmes accidens se répétèrent au couvent de Nazareth à Cologne. « Une jeune fille nommée Gertrude ouvrit la porte à tout ce malheur. Elle avait été tourmentée de folles apparitions, en son lit, dont les risées faisaient la preuve. Une de ses compagnes voulut lui porter se-

---

(1) *Simon Goulard*, Trésor d'histoires admirables, t. I, p. 142.
(2) *Idem.*

cours.; mais , effrayée, fut prise des mêmes symptômes, puis successivement presque toutes les autres. Ces accidens suivirent l'aban-
don fait de la communauté par deux jeunes gens qui en avaient
escaladé les murs , pour entretenir des rapports avec deux des
sœurs (1). »

L'épidémie de Loudun , qui se propagea avec tant d'énergie par
imitation, ne présente pas des faits moins extraordinaires. En 1632 ,
deux jeunes religieuses d'une communauté de cette ville furent
atteintes de violentes convulsions , compliquées de symptômes bizarres. On les exorcisa : l'exorcisme les fit tomber dans cet état complexe dont j'ai parlé plus haut , et que l'on a improprement désigné
sous le nom d'*extase*, et le prêtre qui les exorcisait était aussi leur
confesseur. Un curé de la ville préoccupait alors vivement l'attention
publique du bruit de ses procès et de ses galanteries. C'était Urbain
Grandier, homme de science et de plaisir , dont le malheur a depuis
consacré le nom. Il avait pour ennemi personnel l'exorciseur. Ce
dernier sut tirer parti des circonstances ; il crut y voir ou feignit d'y
voir l'intervention des diables, et les somma de s'expliquer par la
bouche des deux religieuses. Soit habileté des questions du prêtre ,
soit prévention superstitieuse des femmes, soit peut-être l'un et l'autre dans cet état, à un si haut degré sympathique et souvent passif
de l'extase, elles répondirent que c'était Urbain Grandier qui les
avait envoyés (2). On sait de reste, et l'odieux dénouement sur un
bûcher de ce drame de vengeance où l'ignorance, la fraude et le fanatisme se liguèrent pour perdre un homme. Mais, ce qu'il faut rappeler,
c'est que le mal s'étendit rapidement aux autres religieuses , et , de la
communauté, passa aux filles séculières de la ville, d'où la contagion

---

(1) *Ibid.*

(2) On sait généralement aujourd'hui que l'état d'extase, quelles que soient
ses causes, ne suspend pas l'action des fonctions cérébrales , et laisse dans certaines personnes la liberté d'entendre les questions et d'y répondre.

ne tarda pas à gagner les lieux voisins, et s'avança de proche en proche jusque dans le Languedoc, n'attaquant partout que les femmes, et de préférence les jeunes filles. Mais elles furent enfin arrêtées, dit M. *Montègre*, par la sagesse et la fermeté de quelques évêques, qui avaient reconnu que le moyen de les multiplier était de les donner en spectacle.

Les convulsions se compliquaient d'accidens cataleptiques et d'attitudes étranges, telles que le plus habile saltimbanque, observe le docteur *Bertrand*, ne saurait les reproduire. Monsieur, Gaston de France, frère de Louis XIII, fut témoin de plusieurs de ces faits, et les attesta de sa main. Il vit, entre autres, une fille, Élisabeth Blanchard, se renverser trois fois en arrière en forme d'arc, en sorte, dit la relation, qu'elle ne touchait un pavé que de la pointe des pieds et du bout du nez. Il en vit une seconde que le démon, dans le langage du temps, au *commandement de l'exorciseur, « rendit souple et maniable comme une lame de plomb. L'exorciste lui plia le corps en diverses façons, en arrière et en avant et des deux côtés, en sorte qu'elle touchât presque la terre de la tête, le démon la retenant dans la posture où elle avait été mise, jusqu'à ce qu'on la changeât, n'ayant, durant ce temps, qui fut assez long, aucune respiration par la bouche, mais seulement un petit souffle par le nez. Elle était presque insensible, puisque le père lui prit la peau du bras et la perça d'outre en outre avec une épingle, sans qu'il en sortît du sang, ou que la fille en témoignât aucun sentiment. »* Cette complication de l'insensibilité ne fut pas moins remarquable dans l'épidémie des Cévennes de 1700 à 1710. Il paraît que plusieurs *trembleurs* protestans la présentèrent (1), mais surtout la célèbre bergère du Cret, qui l'offrait à un très-haut degré, ainsi que les divers phénomènes du somnambulisme.

« On la tire, dit un témoin, on la pousse, on l'appelle, on la pi-

(1) **Théâtre sacré des Cévennes,** p. 50.

que jusqu'au sang, on la brûle : rien ne la réveille (1). Il en était ainsi
des paysans sympathiquement saisis de l'*esprit*, comme on disait,
dans les prédications, et qui, tombés sans se blesser, des arbres où ils
étaient montés pour les entendre, à la grande surprise de ceux qui
le voyaient pour la première fois, se relevaient en prêchant eux-
mêmes. »

Il en est de même de la célèbre épidémie des convulsions de Saint-
Médard, vers l'année 1724. De vives persécutions étaient alors dirigées
contre les jansénistes *appelans* de la bulle *Unigenitus*; elles en firent
des fanatiques, et le fanatisme, des prophètes : ils publièrent à haute
voix que la justice de leur cause éluderait par des jugemens de Dieu.
Dans cette attente des esprits, l'un des plus mystiques appelans, le
diacre Pâris, vint à mourir : les miracles prédits s'opérèrent sur son
tombeau. Ils étaient d'une double nature : ils dépendaient 1°. ou
d'une aliénation des mouvemens musculaires, 2°. ou d'une aliénation
de la sensibilité; ordinairement de toutes deux.

La première éclatait par des mouvemens convulsifs de la plus
grande violence, souvent suivis de fortes évacuations alvines.

La seconde par une exaltation prodigieuse de la sensibilité, ou par
la suspension portée jusqu'au degré de l'invulnérabilité même.

Dans le premier cas, les douleurs acquéraient une intensité prodigieuse; les souffrances devenaient atroces. Dans le second, les plus violens moyens n'en produisaient aucune, ou éveillaient des sensations de
volupté et de plaisir. Des femmes se faisaient fouler aux pieds des hommes les plus robustes, qui leur dansaient sur le corps (2); d'autres
imprimer au sein les coups les plus violens d'un caillou, venant de
Port-Royal, et pesant 22 livres; d'autres frapper à l'épigastre, avec
un chenet de fer du même poids, des coups dont le nombre était
d'une centaine; d'autres, enfin, se soumettre à la cérémonie dite de *cru-*

---

(1) *Surien*, Lettres pastorales.
(2) Dict. des Sc. méd., art. *Convulsions*.

cifiement, les mains et les pieds traversés par des clous, sans qu'elles
le sentissent, et sans que les plaies fussent, pour ainsi dire, ensan-
glantées (1).

Sous l'influence de ces violens moyens et de ces vives secousses
nerveuses, des maladies chroniques et désespérées disparurent. Mais,
chose plus remarquable, il y eut des malades qui guérirent sans rien
éprouver. Ces guérisons étendirent les limites de l'épidémie; elle se
continua douze ans, et ne cessa, comme on le sait, que par intervention
judiciaire.

On a cherché long-temps à contester ces faits : c'était faire la guerre
à l'histoire, à celle des choses, à celle de l'art. Ils sont authentiques
d'abord, et par les témoignages et par les documens importans qui
les entourent. Ils sont, de plus, croyables, par les progrès de la science et
les exemples qu'elle a recueillis depuis.

Des magistrats, des savans, des médecins, se sont dès ce temps-là
même réunis pour les constater.

Les premiers y ont procédé par démonstration judiciaire, comme
M. Carré de Montgeron, conseiller au Parlement, qui rapporte quinze
cas de guérison si authentiques dans son ouvrage (2), que le sceptique *Hume* lui-même n'en disconvenait pas (3). Mais de l'admission
des faits, Carré eut la faiblesse de passer à celle des causes mystiques qu'on
leur supposait. Les seconds ne commirent pas cette faute. Les uns ne
procédèrent que par observation, comme *Morand* et *La Condamine*,
tous deux membres de l'Académie des sciences. Les autres, plus har-
dis, allèrent jusqu'à l'explication, en soumettant tous ces miracles à
l'ordre des faits organiques et aux lois du système nerveux. C'est ce
que le médecin *Hecquet* établit en démontrant l'immense part qu'a-

---

(1) *Morand*, Opuscules de chirurgie, édit. in-4°., observat. dern.

(2) Carré de Montgeron, Vérité des miracles opérés par l'intercession de M. de
Paris et autres, appelans contre M. l'archevêque de Sens, 1737.

(3) Dissertation sur les miracles.

vait l'hystérie à tous ces prodiges. Les plus merveilleux de tous, l'insensibilité, l'invulnérabilité même, ne le sont plus guère de nos jours, où nous avons le secret de les produire (1), où nos plus savans chirurgiens les voient naître d'eux-mêmes dans le délire nerveux. « L'insensibilité, dit M. *Dupuytren*, y est complète, au point que les malades ayant les côtes cassées, chantent, vocifèrent, et s'agitent sans *donner le moindre signe de douleur ; que d'autres, affectés de fractures graves, meuvent sans cesse le membre fracturé ; que d'autres même, après avoir échappé à la surveillance et aux liens qui les entourent, courent dans les salles en s'appuyant sur ce membre, et souvent par les bouts des os qui ont traversé les chairs, et sans avoir seulement l'air de songer qu'ils ont une fracture ; que d'autres enfin, opérés de hernie, se font comme un plaisir barbare de vider leurs intestins, après avoir provoqué leur sortie du ventre par des mouvemens violens* (2).

Je n'irai pas plus loin dans l'histoire de ces étranges épidémies; elles nous ramèneraient aux mêmes faits et aux mêmes détails ; je ne parlerai ni des miracles de Mme. de *Krudener*, en 1814, ni des guérisons non moins étranges de Mme. de *Saint-Amour* à Nantes, en 1827. Je ne parlerai point davantage des phénomènes produits par *Greatriken*, en 1668, en Angleterre; par *Gasmer*, curé de Ratisbonne, en 1766, en Allemagne; par *Mesmer*, en 1784, en France, et depuis par MM. *Puy-Ségur*, *Deleuze*, et un grand nombre de médecins de nos jours. Malgré leur grande analogie d'effets, ils appartiennent, dans ma conviction, à un autre ordre de causes ; les membres de la commission de 1784 n'ont vu dans ceux qu'ils ont admis que des phénomènes d'imitation : depuis, on a été forcé d'y reconnaître d'autres influences morales. Je crois que les causes morales et que l'imitation, tout en y gardant une place, n'y jouent qu'un rôle secondaire, comme dans

---

(1) *Hecquet*, Naturalisme des convulsions.

(2) Mémoire de M. Dupuytren, inséré dans l'Annuaire des hôpitaux.

l'exemple tout récent, et entouré de puissans témoignages, dont un journal de Clermont rapporte en ces termes les détails (1) :

« Un fait très-extraordinaire de somnambulisme a eu lieu le 17 juillet matin, dans l'établissement de MM. d'Auteroche. Nous reproduisons la lettre écrite à plusieurs parens par ces messieurs :

« Un de nos chers enfans, en état de somnambulisme, a communiqué à plusieurs autres de ses camarades cette inexplicable indisposition. Nous avons d'abord usé, pour les renouveler, de tous les moyens connus, mais sans aucun succès. Pour nous assurer que ce n'était point par similitude ou calcul que ceux qui s'employaient très-activement à contenir leurs condisciples se laissaient successivement aller au sommeil, nous avons fait lire plusieurs d'entre eux, les livres et les yeux fermés, à des pages déterminées. Convaincu par cette épreuve, ainsi que les nombreux témoins qui pouvaient à peine en croire leurs yeux et leurs oreilles, M. le professeur de mathématiques, le plus incrédule de tous, a fait plusieurs fois la même expérience et a obtenu le même résultat, toujours au grand étonnement des assistans ; le médecin, M. *Rigal,* que nous avions fait appeler aussitôt (nous avions aussi fait appeler M. *Lavort*, qui était en voyage), après avoir passé plusieurs heures au milieu de nos enfans, nous a dit qu'il était indispensable de les isoler tous sur-le-champ, et de les envoyer pour quelques jours à leurs parens, qui auraient à leur faire prendre des bains et force récréations, attribuant à la vigueur de leur santé, à une abondante nourriture et surtout à leur application soutenue, l'état nerveux dans lequel ils n'ont cessé de parler littérature, d'histoire, d'anglais, d'allemand, d'histoire naturelle, de mathématiques, d'arpentage, de dessin linéaire, etc., etc., avec une portée et une précision étonnantes. L'un d'eux a mesuré très-exactement la surface de la première cour ; l'heure de la prière arrivée, l'un d'eux a proposé de la faire : ils l'ont commencée aussitôt. Un professeur leur

____

(1) Ami de la charte, 17 juillet 1833.

ayant imposé silence : L'impie ! l'impie ! l'impie ! se sont-ils écriés tous : il veut nous empêcher de prier ; nous ne voulons plus d'un maître impie ; nous le dirons à ces Messieurs. Ils ont continué avec irritation : l'impie ! et le professeur a été obligé de s'éloigner. Il nous a semblé prudent de suivre l'avis du docteur. Ceux que les différens professeurs accompagnaient chez leurs correspondans, et qui s'en allaient dans la rue, demandaient avec étonnement : Où nous condui-sez-vous ? Effrayés par la pensée qu'ils étaient exclus, ils assuraient que ces Messieurs étaient très-contens de leur conduite et de leur tra-vail, qu'ils voulaient être ramenés à l'établissement ; ils ne se rassu-raient que lorsqu'ils connaissaient la cause de leur sortie. La rentrée aura lieu lundi prochain 22 juillet. »

Que dire de pareils phénomènes ? Les nier ? les faits les démon-trent ; il n'y a pas encore un an que l'Italie en a rendu témoin une académie entière. Les admettre ? on ne les explique pas. Mais qu'ex-plique-t-on ? « Les médecins, disait Rousseau, sont à l'encontre des théologiens ; ils prennent leur cerveau pour la mesure des possibles ! » Eh ! si l'on n'acceptait des faits que ceux dont les lois pénètrent dans notre intelligence, il nous faudrait renoncer à sentir, à penser, à vivre : tout est mystère ; et nous sommes dans un monde où les sciences ne sont que des instrumens d'optique qui étendent sous nos yeux un immense horizon que nous croyions fini.

§ VIII.

Imitation primitivement mimique et volontaire des phénomènes patholo-logiques, devenant consécutivement involontaire et sympathique.

L'imitation qui se rapporte aux phénomènes pathologiques a de tous les temps moins occupé peut-être l'art du statuaire et du peintre que la cupidité du mendiant. La mimique des maladies et la physio-nomie des affections morbides, était une des sciences les plus cultivées de l'ancienne cour des miracles. On y divisait en trois classes les men-dians qui s'y livraient : 1°. les malingreux ; 2°. les francs-mitoux ; 3°. les sabouleux. Les premiers jouaient les faiblesses, l'épuisement et les syncopes ; les seconds, l'hydropisie ; les troisièmes, les convulsions nerveuses et les plus hideuses contorsions de l'épilepsie, dont ils copiaient jusqu'à l'écume, à l'aide de savon qu'ils gardaient dans la bouche. Tous ces acteurs excellaient dans ces diverses pantomimes, et trompaient les médecins mêmes qui s'offraient pour les secourir. Mais la mendicité n'est pas toujours le but de cette imitation. *Dehaen* fut consulté par la mère d'une jeune fille qui avait d'abord été sourde, et qui, quand la surdité fut guérie, devint épileptique. Il la fit venir dans son hôpital pour être plus à portée de l'examiner. Les accès, qui ne revenaient d'abord que deux ou trois fois par jour, revenaient alors toutes les heures. *Dehaen* en vit un qui ressemblait parfaitement à un accès naturel, et les pouces étaient si serrés qu'il pouvait à peine les entr'ouvrir. Les yeux étaient horriblement agités. Il conçut cependant du soupçon, et ordonna à un garde de la sortir du lit, et de lui donner des coups de bâton si elle tombait. Cette menace là guérit radicalement, et elle avoua que la surdité et l'épilepsie étaient des maladies feintes pour ne pas aller en service (1). Des motifs d'un autre ordre, et que j'ai exposés plus haut, poussent souvent aussi les enfans et les femmes à cette simulation des phénomènes pathologiques.

Ce genre d'imitation est remarquable sous plus d'un rapport ; il l'est d'abord comme expression du penchant naturel de l'homme à l'imitation ; mais il l'est davantage encore par la double conséquence qu'il entraîne à sa suite ; la dégénérescence de l'imitation volontaire en imitation sympathique, et de la dernière dans les affections qu'elle simule. *Montaigne* l'avait remarqué. « Les mères ont raison, dit-il, de tancer les enfans quand ils contrefont les borgnes, les boiteux et les bicles ; car outre que le corps, ainsi tendu, en peut recevoir un mauvais pli, je ne sais comment il semble que la fortune se joue à nous

___

(1) *Mahon*, Médecine légale, p. 346.

prendre au mot (1). » Il y en a de nombreux exemples. *Jussi* (2),
Tissot (3), en racontent plusieurs; *Dehaen* rapporte celui d'une femme
de vingt ans, qui avait soutenu l'épreuve du feu, et qui portait encore
les cicatrices de trois brûlures considérables qu'un chirurgien lui avait
faites pour découvrir s'il y avait fourberie, et la douleur n'avait pu
la forcer à se démasquer. Retenue depuis en prison pour meurtre,
elle avoua la simulation de ses anciens excès d'épilepsie, et en imita
si bien un en présence de *Dehaen* et de *Wan-Swieten,* qu'ils pen-
sèrent que ses accès de commande étaient devenus réels (4). Une
autre femme dont *Metzgerr*, médecin légiste, rapporte l'histoire,
vraie protée femelle, dit M. *Marc*, et singulièrement apte à la ruse
et à l'intrigue, vivait depuis dix ans de prison en prison, et feignait
une attaque d'épilepsie chaque fois que ses juges lui posaient une
question embarrassante. Il en était de même aussitôt que, dans la
maison de force, on voulait l'obliger à travailler. Les punitions mul-
tipliées la guérirent de cette manie opiniâtre de simulation. Mais les
accès étaient devenus réels, et la surprenaient plus souvent qu'elle ne
le désirait.

Il est impossible de ne pas reconnaître dans ces dégénérescences
une des mille modifications qu'imprime à l'économie l'empire physique de l'habitude par la répétition des actes, des mouvemens ou des
sensations. Cette loi existe partout, et partout entraîne avec elle une
modification d'élémens d'organes ou de fonctions. Dans le règne
minéral, elle peut tripler les forces de l'aimant, par l'exercice de son
action ; dans le règne végétal, changer l'heure de sommeil des plantes,
suspendre ou abolir leur sensibilité, comme celle des sensitives
dont les feuilles se ferment au moindre souffle et au plus délicat

---

(1) Montaigne, Essais.
(2) *Jussi*, Journal de méd. milit., 1783, t. II.
(3) Des effets de l'imagination.
(4) *Marc*, Epilep. simul., Dict. des sc. méd.

toucher, et que de violens mouvens n'ébranlent plus ; s'ils se répètent. Dans le règne animal, où les organes et les fonctions sont plus
complexes, ses modifications portent sur plus de points sans perdre de
leur puissance. La transformation que l'habitude imprime ainsi à l'imitation n'est pas plus étonnante que celle qu'elle communique à la
tournure du corps, dans les arts mécaniques, par la répétition de
tels ou tels mouvemens ; que celle qu'elle grave sur la physionomie,
où la répétition des sensations et des actes d'intelligence détermine
à la longue dans les traits du visage cette sorte d'attitude et de pantomime fixe que Lavater avait observée, et qu'il nommait physionomie secondaire.

Ici s'arrête l'exposé général des faits qui appartiennent aux deux
ordres distincts des phénomènes imitatifs. Je passe à l'histoire de leur
cause, ou plutôt de celle que les faits permettent de lui supposer.

§ IX. *Discussion analytique des faits.*

Les divers phénomènes dont je viens de résumer l'histoire ne sont
pas seulement restés surprenans pour le peuple, mais pour la
science ; ils l'ont de tout temps inquiétée, et surtout à l'époque où
elle était plus dans la foi qu'elle n'était dans l'observation. Leur première explication devait donc être religieuse ; leur cause rangée parmi
les *causes sacrées*, c'est-à-dire se rapporter aux symboles des différens
cultes. Il en a été ainsi dans la civilisation grecque : les croyances po-
pulaires, attachées aux fictions d'un admirable polythéisme, ne virent
dans la transmission des maladies nerveuses que l'intervention de la
justice des dieux, et n'osèrent même pas s'interroger sur les moyens
dont cette justice était armée. Telles attribuèrent à la colère de
Vénus, dit Plutarque (1), l'épidémie de suicide des filles de Milet ;
à la colère de Junon, l'étrange manie des femmes d'Argos, qui se

______

(1, Plutarque, Traité des vertus des femmes.

croyaient changées en vaches (1). Enfin, observe Voltaire, « les « prêtres de l'antiquité s'emparèrent partout de ces maladies, at- « tendu que les médecins n'étaient que de grands ignorans (2). » Il est juste de dire qu'à l'exception d'*Hippocrate*, dans son traité des maladies sacrées, les philosophes et les médecins eux-mêmes partageaient les idées du peuple, ou se taisaient du moins sur des faits qu'ils n'expliquaient pas. La chute du polythéisme et l'établissement de l'unité mahométane et de l'unité chrétienne ont à peine ébranlé les convictions des masses. Long-temps en Occident, en Orient, de nos jours encore, toute convulsion, toute attaque nerveuse, toute contagion dans les idées du peuple n'a reconnu et ne reconnaît pour cause que l'introduction d'un esprit étranger dans l'économie, d'un être, bon ou mauvais, mais toujours supérieur, comme du temps d'*Arétée* (3). Le malade est en possession d'un mauvais génie chez les Musulmans, et d'un diable chez les chrétiens, démons qui, sans le quitter, peuvent s'emparer d'autres corps. La nature du principe divin a donc changé, seule, dans les croyances; mais la nature de la cause y est restée religieuse.

Que l'on songe, en effet, à quel point ces communications étranges de symptômes nerveux et de maladies même, transmises comme l'éclair, sans aucun contact, à distance, à la seule vue, quelquefois sans la vue, du malade à des hommes sains ou semblant l'être, devaient apparaître à des esprits grossiers surnaturelles et terribles.

Dans cet état des opinions, la nature des remèdes devait tenir de celle de la cause, c'est-à-dire, en général, être mystique et spirituelle. Aussi chez les Égyptiens, chez les Juifs, chez les chrétiens, peuples, prêtres et médecins n'en connurent guère qu'un seul sous différens noms : l'exorcisme.

---

(1) Plutarque, Traité des vertus des femmes.
(2) Voltaire, Dict. philos., t. III, art. *Démons*.
(3) *Arétée.*

7

(50)

Long-temps après, les historiens qui, comme Plutarque, ont consacré le récit de ces contagions singulières, sont venus : les philosophes, comme Montaigne et Mallebranche, qui ne les ont pas seulement admises, mais raisonnées, et les médecins, à leur tour, sont passés de leur observation à la discussion de leurs causes. Dans leurs diverses interprétations, les uns et les autres ne se sont guère entendus que sur deux choses : la réalité des faits, le caractère naturel de leur cause. Mais quelle est cette cause naturelle? C'est le point où ils se séparent.

Il est cependant une explication de mots que la plupart d'entre eux admettent : c'est *effet d'imagination*, expression du fait lui-même, qui ne donne ni révélation ni intelligence de la cause. Telle est pourtant l'interprétation que présentent à la fois Mallebranche (1) et *Tissot* (2) de ces phénomènes ; elle est bien éloignée de celle qu'en conçoit *Kaaw-Boërhaave* (3), et surtout *Cabanis* (4), qui fait un pas immense en les faisant rentrer dans le domaine des *sympathies*.

Le mot *imagination* appliqué à la propagation des affections nerveuses est, en effet, aussi complexe et aussi vague que le sont les mots *contagion, endémie, épidémie*, appliqués à l'extension des autres modes d'affections morbides : il y a de tout dans ces mots-là. Toutes les maladies, en effet, ont leurs lois de propagation. Malgré ces trois divisions générales, que nous en avons plus ou moins arbitrairement tracées, ces lois nous sont encore très-imparfaitement connues ; l'histoire entière du choléra l'a démontré pour long-temps. Mais ces lois de propagation, dans chacune de ces trois classes, sont bien loin de n'avoir qu'un moyen de transmission ; elles y changent de mode

-----

(1) *Mallebranche*, de la Recherche de la vérité, liv. II, de l'Imagination, chap. VII.

(2) *Tissot*, des Effets de l'imagination, tom. XIII.

(3) *Kaaw-Boerhaave*, Imp.

(4) *Cabanis*, Rapports du physique et du moral, t. III *des Sympathies*.

de communication avec la nature des maladies, comme M. le professeur *Dupuytren* le faisait remarquer des maladies contagieuses. « L'at-
« mosphère, disait-il dans son rapport à l'Institut, fait en 1815, le
« contact, l'application et le frottement, l'inoculation ou l'insertion
« sont autant de moyens par lesquels la rougeole, la scarlatine, la
« vaccine, la variole, la pustule maligne, la gale, la syphilis et la
« rage peuvent être communiquées. » Ce qu'il a dit avec une si haute
raison des maladies nerveuses et de leur mode de se reproduire par
ce que l'on nomme *imagination*, ce mode est variable comme elles,
et les progrès ultérieurs de la science ne seront dus qu'à un meilleur esprit d'observation. Dans l'incertitude où reste cette question,
la seule manière de l'éclaircir est la méthode analytique ; et dans l'i-
gnorance où nous sommes du mécanisme de la propagation nerveuse,
le premier point est d'établir les conditions apparentes qui président
à la reproduction de cet ordre de phénomènes. Déduisons-le donc
brièvement de l'histoire des faits qui précèdent.

Ces conditions sont : 1°. de sensation, 2°. d'âge, 3°. de sexe,
4°. d'organisation, 5°. de disposition mentale, 6°. de circonstances
extérieures.

Les conditions de sensation se rapportent à des sensations simples
ou composées.

Celles de sensation simple résultent nécessairement du toucher, du
goût, de l'odorat, de l'ouïe ou de la vue. Dans les faits que j'ai cités
et à la discussion desquels je veux me borner dans ce travail, elles ne
naissent que des deux dernières, de la vue ou de l'ouïe.

Celles de sensation composée résultent de la complication des sensations simples par l'intervention des facultés affectives ou des facultés
intellectuelles. Les conditions nécessaires de ces deux ordres distincts
de sensations dans la propagation des phénomènes nerveux peuvent
se réduire à une seule, l'exemple ou communication. Dans un
grand nombre de cas, ce fait est dû à des sensations simples ; le
plus souvent c'est à la vision. Il en est ainsi de la plupart des faits que

j'ai cités de répétition sympathique ou involontaire des mouvemens, des impressions, du bâillement, du vomissement, de la chorée, de l'hystérie, de l'épilepsie, de la catalepsie, de quelques cas de monomanie homicide.

La vue agit alors avec la vitesse de l'éclair. Le docteur *Fagès*, de Montpellier, ne pouvait voir faire l'extraction du testicule dans le sarcocèle sans ressentir au même instant la plus atroce douleur dans la même partie (1). Une femme de chambre voit un chirurgien ouvrir un abcès au bras de sa maîtresse ; elle sent au même instant une vive ponction au même lieu, qui devient rouge (2). Une autre jeune fille éclaire l'opérateur qui saigne au pied son maître, homme avancé en âge ; elle éprouve au moment encore de la ponction de la veine une si vive douleur au même membre, qu'elle est forcée de garder quatre jours le lit (3). Dans d'autres cas, l'imitation a éclaté à la suite de l'exemple transmis par une seconde sensation simple, l'audition. Nous l'avons vue plus spécialement produire à la répétition sympathique des cris, de l'éternuement, du hoquet, de la toux, du miaulement involontaire et de convulsions même.

Très-souvent ces deux sensations simples sont réunies, et immédiatement actives ; mais il est d'autres circonstances où elles n'agissent que consécutivement, et après être devenues complexes sous l'impulsion d'une réaction mentale.

Laroque rapporte (4) qu'une femme, dans l'état de veille, vint à penser tout à coup à un homme paralytique. Elle sent son bras s'engourdir, puis tout un côté du corps : sa frayeur, déjà vive, redouble ; elle tombe dans une paralysie générale, et reste enfin hémiplégique (5).

---

(1) Sainte-Marie, *De phænomenis et morbis.*

(2) Éph. nat.

(3) *Mallebranche*, de la Recherche de la vérité, liv. II, chap. 7.

(4) Journal de médecine, 1686.

(5) Cet exemple peut paraître complexe : est-ce la maladie qui a instinctive-

Le fait de cette dame prise de monomanie homicide à la vue du lieu où Papavoine avait commis le crime, est évidemment lié, comme le précédent, à une sensation complexe, et dépend à la fois de l'action des sens et des fonctions mentales.

Une autre série de faits nous montre cette condition de sensation complexe dans la répétition nerveuse d'affections morbides plus positive encore et mieux caractérisée. Tels sont les exemples des cas où l'affection morbide ne s'est sympathiquement reproduite qu'à distance du temps, du lieu et de la vue du crime, par la lecture ou le récit du fait ; comme dans les terribles manies qui faillirent naître de l'acte de démence d'Henriette Cornier.

N'y a-t-il donc aucun ordre dans l'empire contagieux de ces deux sortes de sensations, simples ou composées ? Il faut noter d'abord qu'il n'y a guère de phénomènes nerveux que les unes et les autres ne puissent reproduire. Mais le peuvent-elles indifféremment, et ont-elles toutes une influence égale sur la propagation sympathique des mêmes névroses ? Les faits semblent établir que non ; il faut en effet distinguer.

Dans les accidens nerveux, intermédiaires, pour ainsi dire, entre l'état de santé et l'état de maladie, le hoquet, l'éternuement, le bâillement, la toux (et les faits démontrent que les sensations simples, et plus spécialement la vue, y sont en quelque sorte le contact ner-

-----

ment réveillé le souvenir de ce paralytique ? ou est-ce le souvenir qui a sympathiquement produit la maladie ? J'ai cité bien des exemples du dernier cas ; en voici deux du premier : *Galien* dit qu'un homme rêva dans son sommeil qu'une de ses cuisses devenait *pierre*. Cette cuisse, quelques jours plus tard, fut frappée de *paralysie*.

Pline cite un autre fait semblable. René Cornélius Ruffinius rêve qu'il a perdu la vue : il se réveille aveugle. (Hist. nat., l. VII, c. 5o).

Mais il importe d'observer que le malade dont il s'agit était dans l'état de *veille*, et les deux autres dans l'état de *sommeil*.

veux lui-même, et les reproduisent presque instantanément), leur répétition sympathique est uniquement instinctive.

Dans les affections d'une nature plus grave, dans les névroses variées de la motilité et de la sensibilité, les convulsions, l'hystérie, l'épilepsie, la communication morbide est encore souvent due à une sensation simple ; mais c'est en général une sensation composée qui la propage ; car, dans les cas où elle naît, elle se complique d'une vive excitation des facultés affectives, et d'émotions de crainte, d'anxiété, d'épouvante, qui la favorisent.

Mais les névroses des facultés mentales, ces délires contagieux, comme *Tissot* les nomme, puisque les travers de l'esprit le sont, dit-il, plus que les maux du corps (1), ne se transmettent jamais que par communications de sensations composées. Dans les monomanies des sentimens et des penchans, ces sensations composées sont aveugles, et sous la dépendance d'une ardeur, d'une passion, d'une irrésistibilité de sentimens qui peuvent naître à la fois de la vue de l'exemple, ou de l'histoire de l'exemple et de la série des impressions qui l'ont déterminé. Dans les monomanies du second caractère, dans celles qui dépendent du désordre des idées, la contagion est, au contraire, dans des sensations réfléchies qui n'agissent qu'après un certain intervalle, et, pour ainsi dire, après une époque d'imitation. C'est dans ces cas que la vue même de l'acte où le désordre des facultés entraîne, exerce une impulsion, certes, moins irrésistible que l'analyse circonstanciée des pensées et des opinions de l'aliéné qui vient d'y succomber. La lecture du Werther de Goëthe, disait madame de Staël, a produit plus de suicides en Allemagne que toutes les femmes de ce pays ; et il en est de même en France et en Angleterre, ajoute M. *Esquirol*, depuis l'apologie qu'en ont fait quelques écrivains, et spécialement *Dount, Blount* et *Gildon* dans la dernière.

Mais ces diverses affections nerveuses sont-elles donc nécessaire-

(1) Tom. **XIII**, Œuvres complètes.

ment contagieuses pour l'exemple? et suffit-il de la vision, de l'audition, et même de sensations plus complexes pour qu'il les propage? Non ; car l'exemple ne les communique pas à tous ceux qui en sont frappés. Il en est en effet de la propagation des maladies nerveuses comme de celles des autres maladies, endémiques, épidémiques ou contagieuses de leur nature. Ce caractère de leur principe ne suffit point pour qu'elles se communiquent ; il faut encore que des dispositions individuelles les secondent et s'unissent aux conditions générales d'où elles sont nées. Il est des enfans chez lesquels on traite vainement l'insertion du vaccin à plusieurs reprises ; il en est qui résistent à la contagion de la variole ; et la variole et la vaccine, une fois bien développées, ne se reproduisent plus. Où, dans les affections nerveuses, ces conditions particulières sont-elles ? Les faits précédens nous les montrent dans des prédispositions qui dépendent des différens degrés de conformité organique.

Ces prédispositions sont donc des *similitudes*. La première est celle de l'espèce ; l'homme n'est en effet soumis au même nombre et à la même nature de maladies que parce qu'il est soumis au même nombre et à la même nature d'organes et de fonctions ; les phénomènes nerveux ne font pas exception à la loi.

La seconde similitude est celle qui vient de la famille, et qui ne prédispose pas seulement aux affections morbides de la race, mais à celles des père et mère, par transmission congéniale. Les exemples d'épilepsie et de monomanie héréditaire l'attestent.

La troisième est celle de l'âge, qui, comme dans les convulsions d'enfans, permet aux accidens nerveux de se propager avec d'autant plus d'énergie, qu'elle rencontre des organisations au même degré de développement.

La quatrième, enfin, est la similitude de sexe qui naît de celle des organes et des fonctions de la reproduction. L'immense majorité des faits démontre à quel degré cette prédisposition est active dans la transmission sympathique de toutes les affections nerveuses. C'est presque partout chez les femmes que nous les voyons se propager.

Il en est une dernière, une importante, qui communique sa puissance à toutes les autres : c'est celle de tempérament, ou de prédominance d'un système, mais surtout du système nerveux, celui qui donne à l'organisation cette susceptibilité impressionnable et maladive pour qui toute sensation est un frémissement et presque une convulsion de plaisir ou de peine.

A ces prédispositions de similitude organique il faut en ajouter d'acquises.

Les similitudes acquises naissent de l'habitude des mêmes actes, des mêmes sentimens, des mêmes sensations, des mêmes idées, en un mot de l'*éducation*, qui imprime à la longue à l'organisme tout entier ce caractère que Lavater nommait, dans les traits et les gestes, *physionomie secondaire*. Il faut en effet remarquer que dans ces propagations sympathiques d'affections nerveuses, les femmes et les individus qu'elles parcouraient comme un choc électrique, étaient presque toujours non-seulement sous l'empire des mêmes conditions organiques, mais sous le joug des mêmes opinions, des mêmes superstitions, des mêmes impressions journalières, et de toutes les mêmes circonstances de vie. Ainsi nous avons vu les épidémies des nonnains de Loudun et des Cévennes, nées dans les communautés, vivre surtout dans les communautés, et dans leur marche de couvens en couvens, n'attaquer qu'un sexe et qu'un âge (1).

Les similitudes se réduisent donc en résultat à des rapports d'analogie des organes et des fonctions ; mais comment agissent-elles ?

Observons d'abord que, dans le monde inanimé, les similitudes existent. Les rapports qu'elles y déterminent sont dans les élémens, dans les lignes, dans les formes, dans les sons et dans les couleurs ; ils y sont soumis à des lois qui y constituent l'ordre que l'on nomme

---

(1) On a vu plus haut que les femmes âgées n'étaient pas atteintes ; aussi les plaisans, plutôt que les incrédules du temps, disaient-ils *que les diables faisaient preuve de goût*.

harmonie. Toutes les fois que l'harmonie existe, que ses lois de rapports sont remplies, les élémens, les lignes, les couleurs, les sons se répondent. La chanterelle d'un violon qu'on touche fait vibrer la même corde sur un autre violon qui est à l'unisson, et les autres restent immobiles. Un timbre résonne-t-il au-dessus d'un vase vide, dont l'air puisse rendre un son à l'unisson du timbre, on entend résonner l'air; dans le cas contraire, on n'entend rien.

D'où proviennent ces phénomènes? D'une transmission de mouvemens, ou d'ordres sonores, dont les conditions sont remplies.

Dans le règne animal, il est aussi une harmonie que les similitudes établissent. Les rapports d'organes et de fonctions engendrent des sensations qui, *dans certaines conditions*, se transmettent à leur tour, et se nomment *sympathies*, expression d'un rare bonheur.

Les sympathies sont donc des *sensations communiquées.* Par quels instrumens? par ceux des sensations elles-mêmes, par les cinq sens, et par tous leurs modes d'action.

Mais où est le mouvement primitif d'où les sensations naissent avant de s'irradier? il est dans le cerveau. En avons-nous le mécanisme? non, nous aurions soulevé le mystère de la perception; mais il est indubitable qu'il s'opère, bien qu'en vertu de lois que l'on ne connaît pas.

Il faut nous borner à savoir que toute sensation n'existe qu'à la condition de ce mouvement des centres nerveux. La perception en produit un premier; puis, par sa réaction, elle en détermine un second dont nous ne connaissons pas mieux le mécanisme ni le siége, dans l'organe cérébral lui-même; et le second enfin, transmis par irradiation, en propage aux extrémités un troisième qui y prend une forme. Cette forme est la *physionomie*, écriture en mouvemens de tout acte intellectuel.

C'est ainsi que se conçoit la mimique des sensations; il n'en est pas qui n'ait la sienne; que la volonté y consente ou non, elles parlent: langue perdue dont *Gall* a retrouvé les caractères, en saisissant, avec sa patience d'études, la liaison externe et visible de l'ordre des mou-

8

vemens musculaires avec l'ordre inconnu des mouvemens cérébraux.
Il a fait en pantomime l'histoire des passions.

Eh bien ! si, dans le monde involontaire, les mouvemens se transmettent des corps inanimés aux corps inanimés comme eux, dans les
conditions d'harmonie, il en est de même dans le monde volontaire,
dans le règne animal. Les similitudes produites, les ébranlemens par-
tiels ou généraux se communiquent d'un être à ceux de son espèce,
de son sexe, de son âge, de son tempérament, de sa famille, et déterminent en eux, suivant les parties des centres nerveux qu'ils mettent en vibration, ou des mouvemens externes du système musculaire
et des parties vivantes, ou des mouvemens internes des divers ordres
de fonctions mentales. De quelque ordre que soient ces communications ou sympathies externes, leur nature dépend de celle des phénomènes qui leur sont transmis, de l'organisation des parties qui correspondent, et des modifications que leur ont imprimées l'habitude
ou l'éducation. Il y a plus : l'harmonie qui existe entre les mouvemens
internes ou cérébraux, et les mouvemens externes ou de surface, est
telle dans les sympathies, que les uns déterminent les autres, et que
si la perception d'un ordre de sensation reproduit, comme nous l'a-
vons vu, un ordre de gestes ou des mouvemens mimiques, la seule
perception de ces gestes ou signes reproduit également l'ordre des
sensations dont ils sont le langage ; la sympathie s'établit de la pantomime à l'impression, de l'impression à la pantomime. C'est dans cette
liaison profonde des attitudes avec les sensations, et des gestes avec
les idées, qu'est toute la magie de l'empire exercé sur nos sens par la
peinture et par les arts qui finissent à la mimique. Leur imitation ne
dépasse pas la surface, et cependant reproduit, par un choc électrique,
l'ordre d'impression ou d'idées qu'elle exprime ; et elle éveille en nous,
suivant le caractère des poses et l'harmonie de nos dispositions, une
involontaire émotion de rêverie, de volupté, de compassion ou de
souffrance. S'il est tant de puissance sympathique dans la pantomime
arrêtée d'une statue ou d'un tableau, on doit comprendre quelle est
celle de la pantomime en mouvement. *Cabanis* avait raison de dire

(59)

qu'elle est plus puissante sur les masses que les paroles, et de rappeler l'histoire de saint Bernard préchaut la croisade en latin aux Allemands qui ne le savaient pas.

Le mécanisme de l'imitation s'explique donc maintenant jusqu'à un certain point. Tous ses phénomènes se réduisent à des sympathies externes ou communications transmises d'un même ordre de sensations ; ces sympathies s'établissent par la propagation d'un même ordre de mouvemens entre des êtres similaires ; mouvemens qui changent suivant la nature des sensations ; enfin ces sympathies dépendent du degré des similitudes. Il en est une sur laquelle il importe de nous arrêter, la similitude congéniale ou d'hérédité.

On lui reconnaît généralement une puissance prodigieuse dans le développement des sympathies ; mais on n'est pas d'accord sur ses limites. C'est un des points sur lesquels la science est le plus indécise de nos jours. Étudiées dans leur principe, c'est-à-dire dans la vie utérine et dans les rapports du fœtus avec la mère, il est des opinions qui en circonscrivent l'influence ; il en est d'autres qui la jugent sans bornes ; il en est enfin d'incertains sur celle à lui assigner. Les meilleurs esprits parlent de faits extraordinaires. Dans l'opinion de *Kaaw-Boerhaave*, la sympathie utéro-fœtale est si intense entre la mère et l'enfant, qu'elle peut non-seulement imprimer au dernier des signes correspondans aux formes ou aux couleurs des objets dont est vivement saisie la mère, mais lui transmettre même, toutes fraîches et toutes vives, des mutilations et des difformités. Une femme enceinte voit, dit-il, un mendiant lui tendre une main ; cette main avait deux pouces : son enfant naît avec deux pouces à la main. Une autre femme est vivement saisie à la vue d'un autre mendiant portant un bec-de-lièvre et qui lui demande l'aumône : elle engendre un enfant affecté de la même difformité, encore toute récente et toute vive. Il cite d'autres faits d'une nature plus étrange (1). Et tout en approuvant

____

(1) Kaaw-Boerhaave, *Inspect. fact. de causis*, tom. V, p. 397-398.

Jacob Blondel de s'être moqué avec esprit de *Turner*, qui, dans son livre des Maladies de la peau, en avait rapporté d'absurdes (1), il lui reproche d'être allé trop loin dans la négation des effets de la sympathie de la mère et du fœtus, par le seul motif que l'organisation ne les lui explique pas. *Cabanis* est du même avis, et déclare qu'il n'est pas plus philosophique de nos jours de nier ces faits que de les admettre. Mais une chose fort singulière, c'est de voir Voltaire, le sceptique et railleur Voltaire, en rapporter, comme témoin, un des plus prodigieux, et le faire suivre de ces paroles : « Comment voulez-vous que les affections d'une mère aillent déranger les membres du fœtus ? Je n'en sais rien, mais je l'ai vu. Philosophes nouveaux, vous cherchez en vain comment un homme se forme, et vous voulez que je sache comment il se déforme (2) ! »

Quelque opinion que l'on ait du degré d'influence de cette sympathie, il en est un que l'on ne peut pas nier : c'est l'harmonie des formes extérieures, de physionomie, de constitution et de caractère qu'elle établit de la mère à l'enfant, et par suite des enfans entre eux. Un homme de grand savoir, M. *Dutrochet*, pense même que cette harmonie d'hérédité peut, des qualités naturelles de la race, passer aux qualités acquises. L'éducation, dans son opinion, a quelque chose d'héréditaire, et communique, par exemple, aux chiens de bonne race l'instinct congénial et transmis par l'homme, d'arrêter naturellement, qu'ils perdent dans l'état sauvage. Une grande partie des rapports sympathiques survivent dans tous les cas à la vie utérine, et resserrent les membres d'une même famille dans la plus étroite communauté de penchans et d'affections, c'est-à-dire dans les conditions les plus propres à l'imitation de l'une et de l'autre nature. Il n'y a donc rien de surprenant si, dans une grande partie des faits que j'ai cités, c'est surtout entre des frères, des sœurs ou de proches parens

---

(1) *Turner*, lib. I, cap. 2.
(2) Dict. phil., tom. V, p. 315.

que ces phénomènes éclatent. Les sympathies congéniales se fortifient encore en eux de toute l'énergie des sympathies acquises par les mêmes habitudes de vie et l'harmonie de mœurs et d'éducation. Des auteurs vont jusqu'à penser que, dans l'absence des conditions de famille, ces rapports de tous les jours, et ces continuels frottemens d'existence établissent entre les êtres, par une longue suite d'échanges imitatifs, une assimilation involontaire de nature qui se retrouve dans l'organisation et dans le son même de la voix (1).

Dans cette analogie des lois et des effets que les similitudes produisent, quelles limites séparent donc les êtres en *sympathie* des choses en *harmonie?* Trois : la volonté, l'attention et le mécanisme par lequel elles agissent.

Le mécanisme, ou ne le connaît pas. On sait bien, il est vrai, que les instrumens des sympathies ne sont que ceux des sensations; mais on ignore comment ces instrumens agissent. Est-ce par un intermédiaire ? toujours. Il est la condition de la contagion des mouvemens dans le monde inanimé lui-même. Mais l'intermédiaire qui transmet des mouvemens entre les objets est-il le même qui propage des sensations entre les êtres? L'air ambiant, en d'autres termes, est-il modifié? Il faut nécessairement qu'une modification existe quelque part, puisque l'ordre des effets propagés change. Mais où est-elle? Ou dans la différence des corps, sans modification de l'intermédiaire, ou dans la modification de l'intermédiaire par la différence des corps. Dans le premier cas, il suffit de la différence des causes pour produire celle des phénomènes; dans le second, la dernière est due à une imprégnation d'émanations nerveuses transmises à l'atmosphère, c'est-à-dire à l'action d'un élément vital. Lequel des deux systèmes admettre? Ils divisent les meilleurs esprits; les uns, comme *Hoffmann* et *Haller*, n'admettent point ces influences, et ne voient dans les corps

---

(1) *Joseph Roger*, Traité des effets de la musique sur le corps humain. Lyon, an xi, p. 265.

que des mouvemens et des modifications organiques; les autres, comme l'école de *Stahl*, rapportent les sympathies à une sorte de diffusion et d'irradiation de l'âme; d'autres enfin, comme *Reil* ou comme *Cabanis*, avec plus de défiance, à une atmosphère nerveuse, rayonnante autour du corps. Il me paraît impossible d'expliquer toutes les sympathies par l'action exclusive d'un seul de ces systèmes, et je crois, pour ma part, qu'il est des cas où elles naissent du premier, des cas où elles naissent du second des deux ordres de causes que je viens d'exposer : différence d'origine, qui tient à celle de conditions dont la nature de l'organisation, l'état de la santé, le caractère des phénomènes, l'activité des sens et le degré même de distance où ils agissent font partie.

A quelque opinion que l'on se range, d'imposantes limites y séparent, dans toutes, le mécanisme de l'harmonie des choses de celui de la sympathie des êtres.

Les deux autres phénomènes, l'*attention* et la *volonté*, n'élèvent pas entre elles de moins fortes barrières ; leur rôle est immense dans l'imitation.

Celui de la volonté dans l'imitation mimique, celui de l'attention dans l'imitation sympathique. Ce qu'il faut commencer par dire, c'est qu'elles sont toutes deux entièrement dépendantes de l'organisation, et qu'elles s'exercent par elle. L'homme naît avec une volonté impuissante ou énergique : dans le premier cas, il tombe, ou plutôt il est dans cet état passif qui s'allie quelquefois à des qualités brillantes et que l'on nomme faiblesse de caractère; il se rencontre même des personnes qui ont une telle conscience de cette faiblesse, qu'elles ne la cachent pas, et disent *qu'elles sentent ne pouvoir vouloir*. Il en est d'autres, au contraire, chez lesquelles cette faculté est dominante, impérieuse, et franchit tous les degrés d'énergie qui séparent la fermeté de l'opiniâtreté. Renfermée dans de justes bornes, elle est une des plus hautes et des plus fécondes facultés de l'homme; elle imprime à toutes les autres une activité prodigieuse, et je dirais presque une personnalité qui les fait dépendre d'elle; les fonctions organiques elles-mêmes ne lui échappent pas : elle peut, par une forte impulsion, diriger à son gré l'attention sur elle, percevoir leurs mouvemens, sentir battre le cœur, circuler le sang, digérer l'estomac, acquérir la conscience des sécrétions, des excrétions et du travail intestinal entier; elle peut enfin suspendre une partie de ces phénomènes, respiration et circulation; (on en a des exemples) (1), et joindre pour ainsi dire les limites des deux vies, ce qui faisait croire à *Stahl* que ces limites n'étaient pas. Telle est la force qui préside à la répétition de tous les actes de l'imitation que j'ai cru devoir nommer mimique.

Le second phénomène, l'attention, à laquelle se rapportent les accidens d'une autre imitation, n'est pas moins distincte de la volonté que *vouloir* l'est de *sentir*; l'attention est un attribut complexe des facultés mentales qui résultent de la disposition plus ou moins énergique de chacune d'elles à entrer en mouvement, et qui se trouve ainsi subordonnée à leur degré d'activité. Une forte attention est donc par elle-même l'indice d'une forte organisation, et elle est générale ou spéciale comme elle; ce qui donne un sens au mot si connu de Buffon, lorsqu'il a dit *qu'elle faisait le génie*. Non, elle ne fait pas le génie, mais le génie la détermine, et *Spurzheim* l'a remise à sa place en prouvant qu'elle était multiple et variable chez les mêmes personnes, suivant le caractère des prédispositions et le degré d'activité des plus énergiques d'entre elles (2).

---

(1) On connaît l'exemple du colonel Thowsend, qui suspendait à volonté, chez lui, les battemens du cœur et la circulation.

(2) Réunissez quelques enfans, disait en ma présence cet observateur profond, et commandez-leur l'attention; faites successivement sous leurs yeux un calcul d'arithmétique, un dessin sur le tableau, de la musique au piano, et observez ce qui se passe, en laissant à chacun des trois temps de l'expérience une durée convenable. D'abord, tous sont attentifs; mais à mesure que le calcul se prolonge, deux ou trois se mettent à jouer en silence, regardent à droite, à gauche, ou se livrent à quelque espièglerie ; deux seulement vous écoutent et suivent attentivement votre opération. Vous passez au dessin, les derniers deviennent dis-

Si, dans l'état physiologique, elle est la révélation des facultés domi-
nantes, elle est, dans l'état morbide, le symptôme des prédispositions
organiques aux accidens nerveux ; de là, le rôle immense qu'elle joue
dans tous les phénomènes. Ici la maladie ne se propage à la fille que
parce qu'elle considère trop *attentivement la mère* ; là, elle ne s'étend
à la sœur que parce que son œil fixe se concentre sur sa sœur ; partout enfin les observations nous la montrent aussi active dans la
transmission instinctive des névroses, que la volonté l'est dans la reproduction des phénomènes mimiques ; on serait tenté de l'en croire la
loi. Le serait-elle ? Elle ne l'est pas. La loi réside ailleurs, dans les
similitudes ; mais l'attention est la plus haute expression et de la similitude et de la sympathie (1).

Ces principes me paraissent conduire à l'intelligence, je ne veux

traits, en même temps que quelqu'un des autres suit avec fixité les traces du
crayon. Vous arrivez à la musique, il bâille, son tour d'espièglerie commence,
tandis que, près de lui, deux de ses camarades cessent presque de voir pour entendre. D'où vient cette mobilité d'attention des mêmes enfans, suivant la nature
des matières ? De la différence organique de leurs prédispositions et facultés do-
minantes.

(1) On sait que l'attention est, dans toutes les facultés élémentaires, l'indispensable condition de leur attribut général : la mémoire ; mais il est un degré
d'intensité où elle ne produit plus seulement une réminiscence plus ou moins
parfaite des sensations, mais une sorte d'hallucination des objets qui l'ont énergiquement émue : j'en dois à M. le professeur *Andral* l'exemple suivant, qui lui
est personnel. Il était au début de ses études médicales, et n'avait pas encore
acquis l'habitude des dissections : son attention, un jour, est fortement fixée,
dans une salle d'anatomie, sur le cadavre d'un enfant étendu sur une table ; de
retour chez lui, le soir, il se livre à un travail continu de plusieurs heures, puis
il éteint le feu et se met au lit ; le lit était en face de la cheminée. A peine est-il
couché, qu'il voit dans le foyer le cadavre de l'enfant étendu sur les cendres ; il
se recueille, rallume sa bougie, s'approche du foyer, le cadavre est toujours là ;
enfin il se dispose à remuer les cendres ; quand l'hallucination disparaît, et avec
elle ce singulier mirage de la mémoire.

pas dire absolue, mais approximative des divisions que j'ai tracées des faits :

1°. Phénomènes d'imitation mimique ou volontaire.

2°. Phénomènes d'imitation involontaire ou sympathique.

3°. Phénomènes d'imitation primitivement mimique ou volontaire, devenue consécutivement involontaire ou sympathique.

Ces trois modifications distinctes de l'imitation ne me semblent, en effet, dépendre que des proportions de force relative où l'organisation sympathique et l'organisation volontaire se rencontrent.

Dans l'imitation morbide, les conditions de similitude et de sensibilité nerveuse existent à un tel degré de puissance et d'irritabilité, qu'elles agissent irrésistiblement, et que le plus léger ébranlement déterminé la *sympathie*. L'influence volontaire n'exerce dans ces cas qu'une action nulle ou rapidement vaincue.

Dans l'imitation volontaire, la condition de sympathie est loin de ne pas exister ; il est même impossible que l'imitation se produise, si elle est absente, instinctive ou volontaire. La communication de sensation d'une même nature ne s'établit que par le même ordre de lois et de mouvemens du centre cérébral. On l'a déjà vu plus haut, il en est, sous ce rapport, de sentir comme de penser dans le développement des sympathies ; l'ordre des mouvemens change, mais il faut que les uns s'opèrent pour que les autres se propagent ; la différence n'est ici que dans le principe de l'impulsion déterminante des sympathies. Dans le premier cas, elles naissent d'elles-mêmes : ici, l'imitation se place volontairement dans les conditions d'une sympathie forcée, et qui, tout en obéissant aux seules lois qui la développent, reste soumise, dans son action, dans ses limites et sa durée, à l'empire continu que la volonté prend et garde sur elle : elle lui commande d'être, de durer, de finir.

Il n'y a pas enfin jusqu'à l'étrange métamorphose de l'imitation volontaire en imitation instinctive, qui ne résulte des mêmes forces et des mêmes causes, mais dont une troisième intervertit les rapports.

Dans l'imitation de nature instinctive, l'observation démontre que la sympathie devient d'autant plus irrésistible, qu'elle dure depuis plus long-temps et que ses accès se rapprochent; c'est une suite de la tendance générale de l'habitude à transformer en besoins de plus en plus impérieux les actes à mesure qu'ils se répètent. Cette loi de modification ne s'applique pas seulement à la vie animale, elle régit la vie organique et les fonctions des corps : or, il ne faut pas l'oublier, la vie organique est un monde où la volonté n'entre pas, ou ne pénètre que par une force secondaire. Ces principes posés, quels phénomènes voyons-nous se produire dans l'imitation mimique des affections nerveuses? Nous voyons des individus reproduire par la volonté, mais par une volonté sympathique, le jeu de mouvemens musculaires et nerveux nécessaires à la production de divers phénomènes morbides, et qui portent à la fois sur le double système de la vie animale et de la vie organique. Quel que soit le principe instinctif ou volontaire de l'impulsion qui les détermine, les opérations ne changent point de nature, et les actes se répètent; mais il est impossible aux actes de se répéter sans que l'habitude n'intervienne et que sa loi générale de modification n'agisse; chaque répétition d'un acte est un pas dans la vie organique, c'est-à-dire une transformation de cet acte en besoin : la volonté dure en proportion, et il arrive un moment où ce besoin acquis devient supérieur à la résistance de l'impulsion volontaire dont il est né.

En résumé, l'organisation volontaire et l'organisation sympathique existent, l'une vis-à-vis de l'autre, dans trois ordres de rapports ou de degrés relatifs de force.

Ou l'organisation sympathique est plus forte que l'organisation volontaire, et alors l'imitation instinctive des phénomènes physiologiques ou pathologiques éclate;

Ou l'organisation volontaire est plus forte que l'organisation sympathique, et alors l'imitation ne reproduit rien, ou elle ne reproduit que les phénomènes d'imitation mimique;

Ou l'organisation instinctive et l'organisation volontaire sont dans un état d'équilibre, et, pour ainsi dire, de neutralité de forces, et alors c'est l'exercice ou l'habitude qui décide du rôle actif ou passif qu'elles jouent dans la répétition des actes.

. Si les actes se répètent , l'habitude intervient ; la volonté s'efface , et l'imitation , de mimique , devient instinctive.

Si la répétition des actes a une telle influence sur l'organisation saine , quel n'est pas l'empire de l'exemple sur l'organisation malade , quand il rencontre et vient à faire vibrer des sympathies d'un ordre dont je n'ai pas parlé , les *sympathies morbides!* Elles se rapportent à la fois à une similitude idiosyncrasique qui prédispose à une même affection , et aux relations établies par le développement à un même degré d'une affection de même nature. J'avoue que j'incline à penser que, dans la grande majorité des cas d'imitation sympathique, il est des accidens graves que ces prédispositions maladives excitent , et que l'exemple n'est alors que la cause occasionelle et secondaire qui les met en mouvement. A mesure , en effet, que les phénomènes deviennent plus importans , et s'étendent à un ordre plus élevé des fonctions de la sensibilité ou de l'intelligence , nous avons vu les sensations simples ne plus suffire à l'imitation , et le plus souvent avoir besoin d'un temps intermédiaire et d'une sorte d'incubation pour les reproduire. Dans ce dernier cas même , où la répétition sympathique tarde à éclater , il ne me paraît pas démontré qu'il n'y ait point de conditions morbides ; mais je les crois indispensables à la propagation immédiate , par l'exemple , et à la subite éruption d'accidens graves. Il n'est pas jusqu'à la toux , dont la répétition trop facile , et surtout trop continue à l'imitation , ne me semble accuser plus qu'une similitude organique, et ne me laisse le soupçon d'un état maladif du cœur ou du poumon des deux êtres qui sympathisent. Dans l'hystérie et dans l'épilepsie , la communication instinctive des convulsions et de tous les accidens qui les caractérisent sont des symptómes plus probables encore. Les prédispositions congéniales dans ces maladies en sont, dans l'opinion de MM. *Esquirol* et *Georget* , et d'un grand nombre d'autres pathologistes , des conditions élémentaires sans lesquelles il est rare de les voir éclater , et à plus forte raison

doit-il en être ainsi dans les cas où il arrive que l'imitation les déve-
loppe : elle n'est et ne peut être alors qu'une cause occasionelle qui
les trahit. Mais c'est surtout dans la propagation sympathique des lésions mentales qu'il me paraît impossible que des conditions morbides antérieures n'existent pas , qu'elles soient cachées ou visibles.
Les exemples de suicide nous les décèlent quelquefois, dans le cas où il
affecte un caractère congénial et des causes héréditaires ; mais , il faut
aussi le dire, si des désordres y président toujours , ils le font avec
des symptômes et des lésions qui nous échappent. La plupart des
monomanies restent enveloppées de ces mystères , et nous voyons la
plus grave d'entre elles, la monomanie homicide , descendre, degré
par degré, cette effrayante échelle d'aliénation.

1°. L'individu était aliéné avant le crime ;

2°. L'individu n'a donné de signes d'aliénation que quelques jours
ou quelques heures auparavant ;

3°. Il n'a été privé de la raison que dans l'instant même du meurtre ;

4°. Enfin un quatrième cas , malheureusement constaté, révèle
un état dans lequel il n'y a eu d'aliénation mentale ni *avant*, ni
pendant, ni *après* l'acte criminel.

Et maintenant, quelles sont les circonstances extérieures qui donnent aux mille formes des monomanies ce caractère successif d'unité
et ce type épidémique qu'à certaines périodes leur progression sympathique présente? C'est à l'histoire des temps qu'il faut le demander.
Quels sont ces temps? Tous ceux de grandes agitations et de grands
mouvemens d'idées, de principes et d'intérêts ; toutes les époques de
révolutions politiques ou religieuses, c'est-à-dire celles des profondes
misères et des vives souffrances que ces crises accusent. En observant,
dans l'histoire de ces vastes contagions , l'ordre chronologique dans
lequel elles s'enchaînent, et en les rapprochant des événemens aux-
quels elles correspondent, on n'y retrouve pas sans surprise, dans des
proportions et sous des couleurs forcées, les caractères distinctifs des
époques, et jusqu'aux dates des bouleversemens qui ont fait trace
dans la série des faits. Expressions maladives de tous les mouvemens
sociaux, elles se lient aux tendances générales des esprits, et conser-

vent avec elles des connexions étranges. On dirait qu'elles ne sont qu'une seconde forme de l'histoire.

Dans le moyen âge, il y a succession de fléaux ; pestes, disettes, famines, guerres interminables. Les souffrances sont profondes ; les masses impuissantes, les temps tristes, les croyances vives ; les espérances quittent cette vie et se retournent vers un autre monde ; on attend beaucoup du ciel : c'est là seulement qu'est le salut, l'égalité, la paix, les biens que la terre ne donne pas. Principes en discussion, intérêts en lutte, prédisposition des esprits, tout alors se rapporte de préférence à la foi, et les révolutions sont surtout religieuses. Les manies épidémiques s'empreignent de là même couleur. Comme les croyances de ce temps sont plus ardentes qu'éclairées, les superstitions en sont la grande part ; et la disposition générale des esprits à beaucoup espérer d'un autre monde en entraîne une seconde, celle de beaucoup en craindre. Pas un effet n'a sa cause naturelle, et rien dans la vie n'est de l'homme ; tout est de Dieu ou du démon. De là toutes les folies contagieuses des temps ; de là ces incroyables scènes de revenans et de maléfices qui, le jour ou la nuit, se ruent dans les églises ; de là ces danses convulsives de populations malades ; de là enfin toutes ces bizarres démences de sorcellerie, de lycanthropie, d'envoûtement et de possession, auxquelles des effets très-réels, nés de causes physiques inconnues, prêtent un nouveau caractère de merveilleux et de surnaturel.

De nos jours, où les dieux s'en vont et où les croyances les suivent, les intérêts et les idées ont perdu le chemin du ciel. En mettant en eux-mêmes le principe de leurs droits et celui de leurs forces, les peuples y ont mis celui de leurs souffrances. On ne veut plus sortir de cette vie pour avoir justice ou bonheur ; on doute plus qu'on n'espère de l'autre, et toutes les préoccupations et tous les efforts s'arrêtent où finissent les espérances, à ce monde. Les révolutions n'ont plus dès-lors que des intérêts du temps et du moment, et elles sont devenues politiques. La même métamorphose s'est opérée dans les monomanies, et les réformes de gouvernement, heureuses ou mal-

heureuses, ont eu leurs résultats appréciables en aliénation, et il est
impossible de n'y pas reconnaître l'influence de la même loi. C'est
qu'il y a dans l'agitation générale, quel qu'en soit le principe, une
propriété sympathique et contagieuse qui s'accroît en se répandant;
c'est que tous les mouvemens sociaux, quelle qu'en soit la nature,
qu'ils s'opèrent par les discussions, les prédications ou les armes, ont
un retentissement maladif chez le peuple, et se réfléchissent dans les
folies. Il vient, en effet, un degré d'intensité des préoccupations et
de concentration des esprits qui donne aux questions du moment, si
elles se prolongent, une force d'extension que n'a pas la vapeur. Au
plus léger ébranlement, une explosion terrible éclate. Toutes les têtes
n'y résistent pas; les organisations les plus faibles sont bouleversées,
et les prédispositions naturelles à l'aliénation renforcées de l'action
des prédispositions acquises, tous les cas jusqu'alors indécis des monomanies apparaissent à nu, et prennent sympathiquement la forme
qu'ils reçoivent des idées générales où de l'excitation populaire. On
ne sait pas assez avec quelle puissance ce désordre contagieux réagit
sur les passions qui, placées, dit M. *Hecker*, sur les limites des maladies, sont toujours près de les franchir. L'impulsion imitative, les précipite alors dans la direction des esprits, et parfois les engage dans
une route de sang. Il n'est pas douteux qu'elle n'ait eu un grand rôle
dans les scènes de bûchers et de tortures des sorciers au moyen âge :
il ne l'est pas que de nos jours elle n'en ait joué un plus lugubre encore
dans les orgies de 93, lorsque Volney, en traversant la France, observait sur la route les enfans occupés à lanterner les chats (1), lorsque la
guillotine fut presque devenue une fin naturelle et le lit de mort de ce
qui restait de dévouement, de génie et de courage en France. En
descendant à nos dernières années, nous retrouvons partout cette
même influence, mais adoucie par les mœurs. Aussi M. Brière de
Boismont a remarqué, dit-il, depuis 1815, une série de fous dont

____

(1) Volney, Leçons d'histoire.

l'histoire retracerait fidèlement les malheurs de cette époque , la révolution de juillet, et même les journées des 5 et 6 juin (1). Le docteur
Esquirol traite, depuis les derniers événemens, de jeunes aliénés dont
la tête s'est égarée à l'essai de constitutions. Il n'est pas jusqu'en Italie,
la célèbre maison d'*Averso*, où l'on n'ait remarqué cette représentation des mouvemens politiques, et observé que les révolutions qui ont
tourmenté le pays ont chacune produit une série de fous (2).

Le même empire contagieux des idées sur les épidémies des divers
modes d'aliénation n'a pas une moins grande part à l'effrayante progression du suicide, funèbre expression de l'état des croyances, des
opinions, et des intérêts de nos jours. Est-il rien de si rare au sein du
moyen âge, et dans les temps de foi, quand les révolutions n'étaient
que religieuses? C'est que leurs plus impuissans efforts étaient au-
dessus du désespoir, et laissaient derrière elles et derrière la mort
même, des consolations, de l'avenir, un monde. Est-il rien au contraire de plus commun de nos jours que ce besoin maladif de finir,
depuis que les révolutions sont devenues politiques? Le beau travail
statistique de M. *Guerry* nous le montre progressif avec la civilisation, et dans une proportion triple en France de l'homicide. Résultat
nécessaire d'une civilisation plus rapide à créer les besoins qu'à les
satisfaire, et qui, rapportant tout à cette terre et à cette vie, n'a plus
de barrière qui l'y retienne sitôt qu'elle désespère d'elles. Il faut
admirer encore que tant de prédispositions ne lui impriment pas
plus souvent, ainsi qu'aux autres aliénations, une impulsion épidémique.

En effet, que de causes de nos jours viennent en accroître le danger!
C'est l'harmonie d'éducation que la civilisation crée; c'est la même
position, ce sont les mêmes souffrances, ce sont surtout les moyens
généraux et progressifs de la publicité sous toutes les formes, qui

---

(1) Mémorial encyclopédique.
(2) *Idem*.

donnent, pour ainsi dire, une seule âme à tout un pays, et comme un seul centre de perception où toutes les impressions se rendent, où tous les faits arrivent, où toutes les idées se concentrent et circulent. Mais de tous ces moyens, celui dont l'influence est la plus contagieuse dans l'imitation, est la presse, par les détails circonstanciés qu'elle retrace de tous les actes de crime et de folie. Le spectacle du fait à une grande force sympathique sans doute, mais qui s'exerce dans un cercle étroit et qui a des limites d'action, de temps et de lieu : la presse n'en reconnaît aucunes. Ce n'est pas seulement le tableau physique du fait qu'elle représente et que l'imagination reproduit d'après elle avec une vigueur d'impression et de coloris supérieure souvent à celle de la vue même; mais c'est le tableau moral, c'est l'histoire intellectuelle du crime. Elle met en jeu les mêmes dispositions organiques, les mêmes dispositions acquises : mille, dix mille, vingt mille cerveaux entrent dans le même ordre d'idées et de sensations qui, chez le monomane ou le coupable, ont déterminé l'acte. Faut-il s'étonner après cela que les faits démontrent ensuite que l'acte se répète ? Mais il est surprenant qu'il ne se répète pas plus généralement, ni toujours. J'ai cité des exemples graves de l'influence de cette publicité sur plusieurs genres de crimes en France. En Angleterre ils ne manquent pas, et leur observation y est de vieille date.

Le propriétaire du *Morning-Herald*, l'un des plus anciens journaux de Londres, M. Radcliffe, en acquit par les faits une telle expérience qu'il finit par fermer complètement ses colonnes aux récits de tous les actes de crime ou de folie. Mais je ne crois pas qu'il y ait sous ce rapport de fait plus singulier et plus curieux que le suivant : il remonte à peu de mois. Une femme, du nom de miss Elmes, était à la fois servante et concubine d'un homme du peuple. On cesse tout à coup de la voir : cette disparition subite inspire des soupçons; ils tombent naturellement sur l'homme qui vit avec elle; on l'arrête, *il avoue le meurtre* : les informations se prolongent; dans l'intervalle miss Elmes reparaît, et déclare qu'elle ne comprend rien à toute cette affaire, et qu'on ne l'a pas tuée, puisqu'elle est pleine de vie; mais qu'elle a dû volontairement quitter un homme avec lequel il lui devenait intolérable d'habiter. On interpelle le prétendu coupable, et il avoue que le crime lui est aussi inconnu qu'étranger, que c'est la description de pareils faits dans les papiers publics qui l'a mis dans la mauvaise position où il se trouve; il jure de ne lire un journal de sa vie. De ses autres vices il n'en parle pas : boire avec excès, s'enivrer de porter et de gin, avoir des maîtresses et les battre, mener une vie dissolue, il n'en a pas de remords; il ne fera rien pour réformer ses habitudes, ni pour mener une vie décente; ses vices lui sont trop chers pour qu'il les abandonne : il ne maudit qu'une chose, la lecture des journaux; c'est elle qui a mis le désordre dans son cerveau, et qui lui a communiqué l'idée de son imposture. — Ainsi, d'après votre propre aveu, lui demande le juge dans l'interrogatoire, quand vous êtes ivre, vous ne parlez que de meurtre et vous en accusez toutes vos connaissances? — Quant aux meurtres, répond naïvement le prisonnier, je n'en sais que ce que les papiers publics m'en disent, ce sont eux qui m'ont mis dans cette désagréable situation, et je prendrai bien garde de n'en ouvrir de ma vie. Cet exemple est singulier, remarque la Revue, dont j'extrais ces détails : c'est une preuve de l'influence qu'exercent les sujets d'intérêt général et dont on cause dans le monde sur le développement des diverses formes de monomanies. A l'époque des incendies, on a vu plusieurs exemples d'incendiaires maniaques, et plusieurs sont venus s'accuser d'avoir brûlé des maisons sans motifs (1). Quand on accusa le roi de tourner le dos à la réforme, Collins, matelot brutal et à demi idiot, fut entraîné à un acte de violence désespérée contre sa personne : enfin à l'époque du meurtre des Mars et des Williamson, on vit naître une espèce de passion de l'assassinat, et bientôt après celle de s'accuser soi-même du meurtre qu'on avait commis (2).

---

(1) Voir, plus haut, la monomanie homicide.
(2) *New Monthly Magazine*, juin 1833, n°. 150.

Quelle conclusion tirer de cet étrange empire de la publicité sur la propagation contagieuse des crimes et des monomanies? Ce n'est pas qu'elle les engendre, mais qu'elle les détermine occasionellement. Les causes réelles, on l'a vu, sont ailleurs, dans des conditions organiques et des prédispositions qui tiennent à tel degré de civilisation, comme une épidémie à telle constitution de l'atmosphère. La publicité a le tort d'en étendre l'influence et de la propager. Est-ce un motif, comme on l'a dit, de l'étouffer et de l'éteindre? Pourquoi, quand il suffit de l'exclure des récits de crime et de folie? La publicité de nos jours, est un aussi nécessaire élément de notre existence sociale que l'air l'est de notre vie; elle est l'instrument, elle est l'âme de notre civilisation. On tiendrait pour aliéné l'homme qui de nos jours, dans une épidémie, proposerait de changer un pays d'exposition et de place sous le ciel, pour le faire changer d'atmosphère; que dirait-on de celui qui, pour combattre des tendances morales, ne voudrait point déplacer les lieux, mais déplacer les temps et la civilisation, et faire changer aux sociétés de siècle !

De l'ordre des moyens à opposer à l'imitation sympathique.

L'histoire des faits démontre dans l'imitation sympathique deux degrés, ou, si l'on veut, deux modes de propagation: le mode contagieux, le mode épidémique. Il reste à déterminer les moyens à leur opposer. Ces moyens sont de deux ordres : de médecine et d'administration; ils reposent sur le même principe, la suppression de l'exemple.

Qu'il soit donné en spectacle, ou dans la connaissance de l'acte criminel ou morbide, sous l'une et l'autre forme, il présente un triple danger : d'agir comme cause effective et de déterminer la même affection; d'agir comme cause occasionelle, et de provoquer l'explosion ou la récidive des accès; d'agir comme enseignement et d'instruire à la simulation de l'imitation sympathique : la mendicité, la fourberie ou le crime.

L'attention du médecin doit se porter d'abord sur la distinction de ces trois formes entre elles. La première question est de déterminer le rôle que la volonté peut jouer dans la dernière : l'imitation est-elle mimique ou sympathique ? C'est un point qu'il n'est pas toujours facile d'éclaircir.

L'art de la simulation peut toucher à la nature même, et soulever les plus graves problèmes dans les débats judiciaires, dans des questions de vie et de mort, quand il s'agit d'établir la criminalité intentionnelle d'un acte. Sans avoir la même importance dans le traitement des maladies, il y offre souvent la même difficulté.

L'imitation reconnue sympathique, il reste à déterminer si elle est due à des sympathies congéniales ou à des sympathies acquises.

Dans le premier cas, on a peu d'espoir d'en supprimer les effets ; ils dépendent des conditions organiques et héréditaires. Il y a plusieurs indications à remplir dans le second.

Si les sympathies acquises tiennent à une influence de personne, et que cette influence ait par imitation et pour la première fois déterminé l'accès, il suffira de suspendre les rapports du malade avec cette personne et de l'en isoler. C'est ainsi que M. *Brachet*, dans un fait que j'ai cité, fit cesser des convulsions qui s'étaient sympathiquement transmises à deux sœurs jumelles. La seconde indication est d'empêcher l'accès de dégénérer en habitude, par la soustraction des causes qui pourraient en amener la répétition.

Si l'influence de personne est ancienne et que la complication de l'habitude soit intervenue, il ne faut pas renoncer à la combattre ; dans ces cas, il importe non-seulement d'isoler le malade de cette personne pendant les accès, mais après les accès même, et de lui interdire l'ordre de rapports qu'il avait avec elle. C'est dans ce but que l'on a raison de tenir les jeunes filles et les enfans, et toutes les organisations impressionnables et vives, éloignés des femmes hystériques, hypochondriaques ou vaporeuses.

Si les sympathies acquises, comme il arrive souvent dans les mo-

nomanies, dépendent d'un ordre d'idées ; si elles naissent de l'exemple
d'un fait, de récits circonstanciés qui en rafraîchissent les images ; de
lectures contagieuses qui en développent les motifs, et qui reproduisent dans le cerveau malade l'ordre des sensations et des pensées
qui l'ont déterminé, il faut détruire tout ce qui peut fixer l'attention,
en justifier les causes, en entretenir les traces ; il faut surtout supprimer les lectures, ou leur en substituer d'une nature opposée. Il faut
de plus imposer de continuelles distractions ; prescrire les voyages,
les promenades aux eaux, choisir les plus éloignées, et dissiper, en un
mot, l'attention par tous les moyens.

Les mêmes indications sont applicables aux cas où les contagions
nerveuses viennent à revêtir une forme générale et à devenir épidémiques : le progrès sympathique de l'imitation n'y tient qu'à celui de
l'exemple, et parfois à l'empire des prédispositions qui l'attendent
pour éclater. Ces prédispositions, il faut les modifier, ou, s'il est possible, les détruire. Les progrès de l'exemple, il faut les limiter par la
séparation, par l'interdiction des rapports, par l'isolement des choses,
des personnes ou de toutes deux. Si ces moyens demeurent insuffi-
sans, comme dans ce couvent dont parle *Simon Goulard,* où les
nonnes, malgré l'isolement de chambres distinctes, tombaient en
accès hystériques au seul bruit de la première chez laquelle il éclatait,
il convient de recourir à des moyens de la nature de ceux qui sup-
primèrent l'épidémie bizarre de miaulement dont on a lu l'histoire, ou
de hoquet convulsif des filles de l'Ile de France, ou des autres convulsionnaires de l'hôpital de Harlem ; il faut, en un mot, vivement
réagir sur l'imagination par de grandes et violentes secousses.

A quelle source les puiser ? Dans la nature des impressions, dans le
caractère de la maladie, dans celui des conditions qui paraissent la
favoriser, dans les causes qui l'ont créée, dans les prédispositions
d'âge, de sexe et de tempérament, dans les idées religieuses ou politiques, dans les préjugés, et dans les superstitions mêmes. Il n'y
a de règle en cette matière que dans la sagacité du médecin.

www.ingramcontent.com/pod-product-compliance
Ingram Content Group UK Ltd.
Pitfield, Milton Keynes, MK11 3LW, UK
UKHW020951140726
13695UKWH00003B/1339